Empfehlungen zur Patienteninformation

U. Trenckmann B. Bandelow   Psychiatrie und Psychotherapie

Mit freundlichen Grüßen

Dr. Olav Ooj
(Fa. Jussex-Cilag GmbH)

Empfehlungen zur Patienteninformation

U. Trenckmann B. Bandelow

Psychiatrie und Psychotherapie

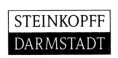

Prof. Dr. med. U. Trenckmann
Hans-Prinzhorn-Klinik
Westfälisches Fachkrankenhaus
für Psychiatrie und Psychotherapie
Frönsberger Straße 71
58675 Hemer

Priv.-Doz. Dr. med. B. Bandelow, Dipl.-Psych.
Psychiatrische Klinik
der Georg-August-Universität Göttingen
von-Siebold-Straße 5
37075 Göttingen

ISBN 3-7985-1158-6 Steinkopff Verlag, Darmstadt

Die Deutsche Bibliothek – CIP-Einheitsaufnahme
Empfehlungen zur Patienteninformation: Psychiatrie und Psychotherapie/U. Trenckmann B. Bandelow. – Darmstadt: Steinkopff, 1999
  ISBN 3-7985-1158-6

Dieses Werk ist urheberrechtlich geschützt. Die dadurch begründeten Rechte, insbesondere die der Übersetzung, des Nachdrucks, des Vortrags, der Entnahme von Abbildungen und Tabellen, der Funksendung, der Mikroverfilmung oder der Vervielfältigung auf anderen Wegen und der Speicherung in Datenverarbeitungsanlagen, bleiben, auch bei nur auszugsweiser Verwertung, vorbehalten. Eine Vervielfältigung dieses Werkes oder von Teilen dieses Werkes ist auch im Einzelfall nur in den Grenzen der gesetzlichen Bestimmungen des Urheberrechtsgesetzes der Bundesrepublik Deutschland vom 9. September 1965 in der jeweils geltenden Fassung zulässig. Sie ist grundsätzlich vergütungspflichtig. Zuwiderhandlungen unterliegen den Strafbestimmungen des Urheberrechtsgesetzes.

© by Dr. Dietrich Steinkopff Verlag, Darmstadt, 1999
  Printed in Germany

Die Wiedergabe von Gebrauchsnamen, Handelsnamen, Warenbezeichnungen usw. in diesem Werk berechtigt auch ohne besondere Kennzeichnung nicht zu der Annahme, daß solche Namen im Sinne der Warenzeichen- und Markenschutz-Gesetzgebung als frei zu betrachten wären und daher von jedermann benutzt werden dürften.

Produkthaftung: Für Angaben über Dosierungsanweisungen und Applikationsformen kann vom Verlag keine Gewähr übernommen werden. Derartige Angaben müssen vom jeweiligen Anwender im Einzelfall anhand anderer Literaturstellen auf ihre Richtigkeit überprüft werden.

Redaktion: S. Ibkendanz
Herstellung: K. Schwind
Umschlaggestaltung: Erich Kirchner, Heidelberg
Satz: K+V Fotosatz GmbH, Beerfelden

SPIN 10696081   85/7231-5 4 3 2 1 0 – Gedruckt auf säurefreiem Papier

Statt eines Vorwortes

Grundsätze ärztlicher Information für den Patienten

Das Menschenbild in der Medizin und damit die Rolle des Patienten sind in einem Wandel begriffen. Vorbei ist die Zeit unserer medizinischen Vätergeneration, in der der Kranke, der *homo patiens*, als der geduldig Erduldende ärztlicher Heilungs- und Behandlungsbemühungen angesehen wurde. Patienten definieren sich heutzutage immer mehr als Partner des Arztes im diagnostischen und therapeutischen Prozeß. Patienten wollen informiert und beraten werden. Der informierte Patient ist vielleicht nicht mehr der einfache Patient früherer Tage, so es diesen denn gab. Er ist aber vielleicht in einem neuen Verständnis von Compliance zuverlässiger Partner des Behandlers. Im besten Falle wird durch Aufklärung und damit möglicher Auseinandersetzung mit der eigenen Erkrankung der Patient jemand, der gemeinsam mit seinem Arzt Wege sucht, die Erkrankung angemessen zu bewältigen. Der Wunsch nach einem ausführlichen Beratungsgespräch ist sicher noch einmal größer, wenn die Erkrankung so affektbesetzt ist, wie dies bei psychischen Störungen sehr häufig der Fall ist, oder auch, wenn es sich um langwierige oder gar chronische Leidenszustände handelt, die tiefgreifende Einschnitte in den Lebensweg bedeuten. Psychiatrisch und psychotherapeutisch behandelbare Erkrankungen haben auf der einen Seite einen besonderen Aufklärungsbedarf und sind auf der anderen Seite fast immer Störungen, zu deren Überwindung der Arzt auf die aktive Teilnahme des Erkrankten angewiesen ist.

Die im vorliegenden Buch zusammengestellten Vorschläge zur Information für Patienten und Angehörige über Störungsbilder der Psychiatrie und ihre Behandlung ersetzen nicht das ärztliche Aufklärungsgespräch! Dies muß individuell erfolgen! Allerdings machen die beiden Autoren vor dem Hintergrund ihrer langjährigen Erfahrung sowohl in der Ambulanz als auch im Krankenhaus Vorschläge für patientengerechte Aufklärung über Vorkommen, Entstehen und Verlauf psychiatrischer Erkrankungen und wichtige Behandlungsmethoden. Entsprechend den Richtlinien zur Aufklärung von Patienten der Deutschen Krankenhausgesellschaft gehen sie auch auf Risiken und Chancen verschiedener Therapien einschließlich der wichtigsten Gruppen von Psychopharmaka ein. Der Haus- oder Facharzt, der zu den Empfehlungen zur Patienteninformation greift, kann nach eigenem Ermessen entsprechende Kapitel kopieren und diese an Patienten und/oder Angehörige weiterreichen. Format und Bindetechnik des Bandes gewährleisten eine einfache Reproduzierbarkeit. So ist es möglich, dem Betroffenen die Papierkopie in die Hand zu geben und bis zum nächsten Termin in der Sprechstunde die Chance zu geben, das im Aufklärungsgespräch Gesagte noch einmal nachzulesen und ggf. Verständnisfragen zu stellen. Damit wäre auch der Forderung in den Richtlinien zur Aufklärung von Patienten der DKG entsprochen, daß dem Patienten in der Regel eine Überlegungsfrist eingeräumt werden müsse. Nur bei Gefahr im Verzuge, d. h. bei sehr dringlichen diagnostischen und therapeutischen Maßnahmen, kann nach heutiger Rechtslage zur Patientenaufklärung darauf verzichtet werden.

Die Aufklärung des Patienten muß grundsätzlich durch den behandelnden Arzt erfolgen; eine Delegation an nicht ärztliche Mitarbeiter ist rechtlich nicht möglich. Dabei liegt die Beweispflicht über die durchgeführte Aufklärung beim Arzt. Als eine sog. beweissichernde Maßnahme könnte ein Vermerk in der Krankendokumentation dienen, daß der Patient anhand der vorliegenden Hinweise informiert wurde bzw. daß ihm das entsprechende Kapitel ausgehändigt wurde. Zumindest bislang hat es keinen Fall erfolgreich durchgesetzter gerichtlicher Schadensersatzansprüche beim Vorwurf unterlassener oder unzureichender Aufklärung gegeben, wenn im ärztlichen Gespräch die Aufklärung anhand von Informationsbögen erfolgte.

Die immer komplizierteren und differenzierteren administrativen, wirtschaftlichen und juristischen Bedingungen ärztlichen Handelns mag man bedauerlich finden. Möglicherweise wird der unter hohem Zeitdruck arbeitende Haus- und Facharzt mit Sorge überlegen, wie er die Zeit findet, den Patienten mit einer psychischen Störung über Krankheit, Behandlungsverfahren und Wirkungsweise von Medikamenten einschließlich unerwünschter Arzneimittelwirkung aufzuklären. Die Autoren sehen aber in einer verbesserten Patientenaufklärung und -beratung eine Chance: Der informierte Patient wird ein zufriedenerer Patient sein, der aktiv und zuverlässig am Behandlungsprozeß mitarbeitet und die umfassende Aufklärung auch als Ausdruck seiner Wertschätzung durch den Arzt ansieht. Im besten Fall schließt sich auch in wirtschaftlicher Hinsicht der Kreis: Durch ein Mehr an „Patiententreue" ist der Patient dem Arzt, der die Zeit für seine Aufklärung und Information gefunden hat, in besonderer Weise verbunden.

Inhaltsverzeichnis

Teil 1 Krankheitsbilder

Angststörungen
Allgemeines zu Angststörungen 5
Panikstörung und Agoraphobie 7
Generalisierte Angststörung 11
Sozialphobie 13
Zwangserkrankungen 17

Suchterkrankungen
Alkoholabhängigkeit 23
Drogensucht 29

Gemütserkrankungen
Manisch-depressive Erkrankung
  (bipolare affektive Störung) 35
Manie 39
Dysthymie
  (chronische depressive Verstimmung) .. 43
Herbst-Winter-Depression
  (saisonalabhängige Depression) 45
Depression (major depression) 47
Selbstmordgefährdung (Suizidalität) 51

Schizophrenie
Akute Schizophrenie 57
Schizophrene Rückfallgefährdung 61

Eßstörungen
Anorexia nervosa (Magersucht) 67
Bulimia nervosa (Eß-Brechsucht) 71

Schlafstörungen
Ein- und Durchschlafstörungen
  (Insomnien) 77

Demenzen
Demenzen 83

Borderline-Persönlichkeit
Borderline-Persönlichkeit 89

Teil 2 Behandlungsverfahren

Medikamentöse Behandlungen
Allgemeines zur Einnahme
  von Psychopharmaka 97
Acamprosat (Campral®) 105
Neuroleptika 107
Johanniskraut (Hypericum perforatum) ... 111
Beruhigungs- und Schlafmittel 113
Rückfallvorbeugende Medikamente
  bei phasenhaft verlaufenden Gemüts-
  leiden (sog. „Mood Stabilizer") 115
Antidepressiva 119

Psychotherapie
Was ist Psychotherapie?
  Was kann Psychotherapie? 123
Verhaltenstherapie 125
Gesprächspsychotherapie
  (Non-direktive Beratung) 129
Interpersonelle Psychotherapie 133
Psychoanalyse (tiefenpsychologisch
  orientierte Psychotherapie) 137
Neurolinguistisches Programmieren 141
Angehörigengruppe, Partnerberatung
  und Familientherapie 143

Andere nichtmedikamentöse Behandlungsformen
Wachtherapie
  – Schlafentzug bei Depressionen 149
Lichttherapie 151

Teil 3 Rechtliche und soziale Fragen

Rechtliche Fragen
Betreuung (früher Pflegschaft
  und Vormundschaft) 157
Psychischkranken-Hilfegesetze
  (Zwangseinweisung) 161

Soziale Fragestellungen
Pflegeversicherung
  und psychische/geistige Behinderung .. 165
Eignung zum Führen von Kraftfahrzeugen
  (Verkehrstüchtigkeit) 167

Teil 1 KRANKHEITSBILDER

Angststörungen

Allgemeines zu Angststörungen

Allgemeines zu Angststörungen

Menschen mit einer Angststörung leiden unter Ängsten, die unangebracht, unrealistisch oder übertrieben sind. Es geht hier nicht um Ängste vor echten Bedrohungen – wie vor Unfällen, Krankheit, Trennung oder Arbeitsplatzverlust –, sondern um Ängste vor Dingen, vor denen andere Menschen normalerweise keine Angst haben. Zum Beispiel kann man Angst vor Fahrstühlen, Spinnen, Mäusen, Tunnels u. a. haben – alles Dinge, die nicht gefährlich sind. Manche Menschen haben plötzliche, unerwartete Panikanfälle („Panikstörung"), Angst in engen Räumen („Agoraphobie"), langanhaltende Angst, ohne zu wissen, wovor man Angst hat („generalisierte Angststörung"), Angst vor abwertender Beurteilung durch andere Menschen („soziale Phobie") oder Angst vor einzelnen Dingen, wie zum Beispiel vor Spritzen, Hunden o. a. („spezifische bzw. einfache Phobie").

Wenn diese Ängste ein gewisses Ausmaß erreicht haben, sollte man sie behandeln lassen – lieber früher als später. Mit einer Psychotherapie (z. B. einer Verhaltenstherapie) und Medikamenten (z. B. Antidepressiva oder Benzodiazepinen) hat man heute gute Erfolge bei der Behandlung der Angststörung.

Für Ihre Notizen

Panikstörung und Agoraphobie

Seite 7–10

? Was sind Panikattacken?

Patienten mit Panikattacken können aus heiterem Himmel plötzliche Angstzustände bekommen. Dabei leiden sie unter folgenden Symptomen:
- Atemnot,
- Benommenheit,
- Gefühl der Unsicherheit, Gefühl in Ohnmacht zu fallen, weiche Knie, Schwindel,
- Herzklopfen oder unregelmäßiger Herzschlag,
- Zittern oder Beben,
- Schwitzen,
- Erstickungsgefühle, Engegefühl im Hals,
- Übelkeit, Bauchbeschwerden,
- Entfremdungsgefühle (Gefühle der Unwirklichkeit, Gefühle, nicht da zu sein),
- Taubheit- oder Kribbelgefühle,
- Hitzewallungen oder Kälteschauer,
- Schmerzen, Druck oder Enge in der Brust,
- Furcht, zu sterben,
- Angst, die Kontrolle zu verlieren,
- Angst, wahnsinnig zu werden.

Diese Panikattacken treten plötzlich auf und nehmend während ca. zehn Minuten an Stärke zu. Sie können völlig überraschend entstehen, d.h. daß man sich z.B. gerade in Ruhe befindet (vor dem Fernseher oder im Bett); sie können aber auch in bestimmten Situationen ausgelöst werden, z.B. in Menschenmengen. Zunächst fängt eine Panikattacke mit einigen wenigen Symptomen an, die den Patienten weiter beunruhigen, so daß er noch weitere Angstsymptome bekommt und die Angst sich schließlich zu einer vollständigen Panikattacke steigert („Teufelskreis der Panikattacke").

Wenn solche Panikattacken häufiger auftreten (z.B. 4mal im Monat), spricht man von einer Panikstörung.

? Was ist eine Agoraphobie?

Bei Agoraphobie (oder Platzangst) hat der Betroffene in bestimmten Situationen Angst und meidet diese Situationen. Er fürchtet, in dieser Situation eine Panikattacke oder Schwindelgefühle zu bekommen, in Ohnmacht zu fallen, zu erbrechen oder Herzbeschwerden zu bekommen. Meist sind dies Situationen, in denen es schwierig wäre, einen Arzt aufzusuchen oder herbeizuholen oder an die „frische Luft" zu gehen oder Situationen, in denen man peinliches Aufsehen erregen würde: Menschenmengen, öffentliche Plätze, Reisen über weite Entfernungen von zu Hause, alleine verreisen, in einer Schlange stehen, Fahrstuhl, Bus oder Auto zu fahren oder zu fliegen.

Die Folgen der Panikstörung und Agoraphobie

Ein Patient, der häufig Panikattacken hat, befürchtet zunächst, unter einer körperlichen Erkrankung und nicht unbedingt unter einer psychischen Störung zu leiden. So nehmen viele Patienten an, daß sie eine Neigung zum Herzinfarkt, Gehirnschlag, Gehirntumor oder zu einer Lungenerkrankung haben könnten. Aus diesem Grunde suchen sie häufig ihren Hausarzt oder Fachärzte auf, um sich gründlich körperlich untersuchen zu lassen. Nicht selten kommt es vor, daß Patienten mit einer Panikstörung so in Angst und Schrecken versetzt werden, daß sie einen Notarzt anrufen und sich mit einem Krankenwagen in die Klinik fahren lassen.

Als Routinemaßnahmen werden häufig EKG-Untersuchungen, Laborwerte, Computertomographien und andere Untersuchungen durchgeführt.

Da es sich aber bei der Panikstörung um ein seelisches Leiden handelt, zeigen solche Untersuchungen regelmäßig einen Normalbefund. Die Angst, daß man bei einer Panikattacke an einem Herzinfarkt sterben, ersticken, in Ohnmacht fallen, den Verstand oder die Kontrolle verlieren könnte, ist also unbegründet. Man muß daher bei einer Panikattacke nicht sofort einen Arzt aufsuchen, um sich behandeln zu lassen.

? Wieviele Menschen leiden unter Panikattacken?

Etwa 3% der Bevölkerung leiden unter Panikattacken; jeder Zehnte hat zumindest einmal in seinem Leben eine Panikattacke gehabt. Betroffen sind häufig Menschen zwischen 20 und 45 Jahren, wobei die meisten Menschen, die sich bei einem Arzt wegen einer Panikstörung melden, ungefähr 30–40 Jahre alt sind.

Einige Menschen, die unter einer Panikstörung leiden, gehen aber nicht zum Arzt, da sie vermuten, daß ihre Symptome nicht behandelt werden können.

? Welches sind die Ursachen von Panikattacken?

Bei einer Panikattacke hat man starke Angst, die unbegründet oder übertrieben ist. Wo diese Angst herkommt, ist noch nicht bekannt. Man nimmt an, daß verschiedene Faktoren zusammenkommen müssen, damit bei einem Menschen eine Panikstörung auftritt: So wird z. B. vermutet, daß ein Vererbungsfaktor die Krankheit mitverursacht; möglicherweise spielen auch schwierige Situationen oder Trennungsangst in der Kindheit, die Erziehung durch die Eltern oder belastende Lebensereignisse in der unmittelbaren Zeit vor dem Auftreten der Panikattacken (wie z. B. eine Ehescheidung) eine Rolle, ebenso wie Veränderungen oder Botenstoffe im Gehirn, z. B. des Serotoninsystems.

? Wie kann man das Paniksyndrom und die Agoraphobie behandeln?

Wenn eine Panikattacke auftritt, wird der Patient in so große Angst versetzt, daß er denkt, notfallmäßig einen Arzt aufsuchen zu müssen. Manche Patienten befürchten, sterben zu müssen (z. B. an einem Herzinfarkt). Oft hilft schon das beruhigende Gespräch mit einem Arzt, um dem Patienten diese Angst zu nehmen. In schweren Fällen kann der Arzt manchmal ein Beruhigungsmittel geben. Sollte es zu einer „Hyperventilation" (verstärktem Atmen) kommen, verändert sich die chemische Zusammensetzung des Blutes. Hier ist es dann hilfreich, wenn der Patient in einen Beutel atmet, um das Verhältnis von Sauerstoff zu Kohlendioxid wieder zu normalisieren. Wenn es dem Patienten allerdings gelingt, sich selbst zu beruhigen, so ist in der Regel ein Besuch beim Arzt nicht notwendig.

■ **Medikamentöse Behandlung.** Es gibt zahlreiche Medikamente, die bei einer Panikstörung wirken können, wie sog. kontrollierte Studien belegen: selektive Serotoninwiederaufnahmehemmer (z. B. Citalopram, Fluoxetin, Fluvoxamin, Paroxetin, Sertralin), trizyklische Antidepressiva (z. B. Imipramin, Clomipramin) und Benzodiazepine (z. B. Alprazolam). In Fällen, bei denen diese Medikamente nicht wirken, können evtl. auch MAO-Hemmer helfen.

Die genannten selektiven Serotoninwiederaufnahmehemmer (SSRI) und die trizyklischen Antidepressiva (TZA) gehören zu der großen Gruppe der Antidepressiva. Sie helfen auch bei Panikattacken, obwohl sie eigentlich zur Behandlung von Depressionen entwickelt wurden. Antidepressiva müssen regelmäßig eingenommen werden, ihre Wirkung setzt meist erst nach zwei oder drei Wochen ein. Zu den Nebenwirkungen und Risiken dieser Medikamente siehe Tabelle 5, S. 120.

Benzodiazepine gehören zu der Gruppe der „Beruhigungsmittel". Da sie bei einer längeren Behandlung in höheren Dosen bei bestimmten Personen eine Abhängigkeit hervorrufen können, sollten sie nur unter großer Vorsicht eingesetzt werden. Die Wirkung der Benzodiazepine setzt, im Gegensatz zu den oben genannten Antidepressiva, sofort ein. Manchmal werden Benzodiazepine, zumindest in der Anfangszeit der Behandlung, mit Antidepressiva kombiniert, z.B. in den ersten Wochen, wenn die Wirkung der Antidepressiva noch nicht einsetzt. Sie wirken manchmal auch dann, wenn Antidepressiva nicht wirksam waren. Auf keinen Fall sollten Benzodiazepine unkontrolliert, ohne Betreuung durch den Arzt, eingenommen werden. Auch wäre es sehr unvernünftig, sich die Benzodiazepine von mehreren Ärzten zu besorgen, so daß der einzelne Arzt nicht weiß, welche Dosis der Patient insgesamt einnimmt.

Psychotherapie. Auch eine psychotherapeutische Behandlung kann bei einer Panikstörung und Agoraphobie helfen, wie in wissenschaftlichen Studien belegt wurde. Hierbei hat sich herausgestellt, daß eine sog. Verhaltenstherapie besonders wirksam ist. Es gibt verschiedene Techniken. Patienten, die unter einer Agoraphobie, d.h. unter der Angst leiden, sich in bestimmten Situationen (wie Menschenmengen) zu befinden, kann man wie folgt behandeln: Der Psychotherapeut führt den Patienten in gerade diese Situationen, vor denen der Patient Angst hat. Er übt mit ihm das Durchstehen dieser Situationen. Hierbei ist es relativ wichtig, daß man nicht allzu „zimperlich" vorgeht, d.h., daß man sich sogar mit solchen Angstreizen „überflutet". Diese Behandlung wird auch als „Exposition" oder „Flooding" bezeichnet.

Bei Patienten, die unter Panikattacken ohne Agoraphobie leiden, gibt es ja keine Situationen, die man auf die eben beschriebene Art üben könnte. Dennoch gibt es die Methode der „kognitiven Verhaltenstherapie". Hierbei wird ein Patient mit verschiedenen Techniken darauf vorbereitet, wie er damit umgehen kann, wenn er seine nächste Panikattacke bekommt. Es wird dem Patienten gezeigt, wie der oben beschriebene „Teufelskreis der Panikattacke" durchbrochen werden kann.

Ein Beispiel: Ein Patient hat, wenn er Panikattacken bekommt, immer wieder negative Gedanken (z.B. „Ich werde einen Herzinfarkt bekommen und sterben"). In der Psychotherapie wird er so trainiert, daß er seine negativen Gedanken in positive Gedanken umwandeln kann (z.B. „Es ist nur eine Panikattacke; sie wird in einer halben Stunde vorbei sein").

Sehr häufig und seit vielen Jahren wird eine Panikstörung mit einer sog. psychoanalytischen (psychodynamischen, tiefenpsychologischen) Therapie behandelt. Bisher fehlen jedoch kontrollierte Studien zur Wirksamkeit der psychoanalytischen Therapie bei einer Panikstörung.

Eine Vielzahl von anderen Psychotherapietechniken wird angeboten. Aber auch hier gilt, daß gesicherte Erkenntnisse zur Wirksamkeit bei einer Panikstörung fehlen. Gleiches gilt für selbstanwendbare Behandlungstechniken wie das autogene Training.

Allerdings muß man sagen, daß stützende Gespräche mit einem erfahrenen Arzt oder Psychologen oft schon zu einer deutlichen Besserung der Angststörung führen können – egal, welcher Psychotherapieschule er angehört.

Von großer Bedeutung ist auch, was der Betroffene selbst gegen seine Ängste tut. Die wichtigste Regel ist, daß man niemals vor den angstauslösenden Situationen flüchtet. D.h., daß man z.B. nicht vor einem Fahrstuhl „kneift" und statt dessen die Treppe benutzt, den Einkauf in einem Supermarkt meidet und dafür in einem teuren kleinen Geschäft einkauft oder mit einem Taxi fährt, weil man Angst vor einer Busfahrt hat. Je häufiger und je mehr man sich diesen angstauslösenden Situationen aussetzt, desto eher kann man die Angst abbauen. Sicherlich kostet es große Überwindung, in solche Situationen hineinzugehen, nachdem man sie jahrelang gemieden hat.

Weiter ist es wichtig, daß man sich beim Auftreten einer Panikattacke immer wieder klar macht, daß eine Panikattacke nicht zu irgendwelchen schädlichen Folgen, wie Ohnmacht, Herzinfarkt usw. führen kann. Wer eine Panikattacke hat, kann ganz normal das weiter tun, was er gerade eben getan hat. Man könnte einen Dauerlauf machen, Holz hacken, eine Treppe hinauflaufen, mit anderen Menschen sprechen oder andere Dinge tun!

Eine Panikstörung und die Agoraphobie bessern sich im übrigen meist im Laufe der Jahre. In zunehmendem Alter nimmt die Schwere der Angststörung ab. Menschen, die über 50 Jahre alt sind, haben ganz selten Panikattacken (es sei denn, im

Empfehlungen zur Patienteninformation
U. Trenckmann   B. Bandelow
Psychiatrie und Psychotherapie
© Steinkopff Verlag, Darmstadt 1999

Rahmen anderer psychischer Erkrankungen). Das heißt, daß auch die Zeit diese Störung heilt. Dennoch sollte man nicht darauf warten, sondern sich in die Betreuung eines Arztes oder Psychologen begeben und die vorgeschlagenen Behandlungsmaßnahmen annehmen.

Generalisierte Angststörung

Seite 11–12

? Was ist eine generalisierte Angststörung?

Menschen mit einer generalisierten Angststörung leiden unter folgenden Symptomen:
- Angst,
- Herzrasen,
- Zittern,
- Schwitzen,
- Schwindel,
- Schreckhaftigkeit,
- Reizbarkeit,
- Durchfall,
- Konzentrationsstörungen und anderen körperlichen Ausdrucksformen der Angst.

Meist wissen die Patienten nicht, wovor sie eigentlich Angst haben. Die Angstsymptome können manchmal über Stunden oder tagelang anhalten. Einige Menschen mit einer generalisierten Angststörung machen sich häufig Sorgen, die nicht immer einen Grund haben oder übertrieben sind. Zum Beispiel befürchten sie ständig, daß ihren nächsten Angehörigen, den Kindern oder dem Ehepartner, ein Unfall oder etwas Ähnliches zustoßen könnte. Wenn sie auch selber wissen, daß diese Ängste übertrieben sind, werden sie sie dennoch nicht los.

? Wie bekommt man eine generalisierte Angststörung?

Die Ursachen der generalisierten Angststörung sind noch nicht vollständig erforscht. Man nimmt an, daß verschiedene Faktoren zusammenkommen müssen, damit bei einem Menschen eine generalisierte Angststörung auftritt: So wird z. B. vermutet, daß ein Vererbungsfaktor die Krankheit mitverursacht; möglicherweise spielen auch schwierige Situationen oder Trennungsangst in der Kindheit, die Erziehung durch die Eltern oder belastende Lebensereignisse in der unmittelbaren Zeit vor dem Beginn der Angststörung (wie z. B. eine Ehescheidung) eine Rolle, ebenso wie Veränderungen der Botenstoffe im Gehirn, z. B. des Serotoninsystems.

? Wieviele Menschen leiden unter einer generalisierten Angststörung?

Ungefähr 3% der Bevölkerung leiden unter einer generalisierten Angststörung. Von allen Patienten, die einen Hausarzt aufsuchen, haben ungefähr acht Prozent eine generalisierte Angststörung.

? Wie behandelt man eine generalisierte Angststörung?

Medikamentöse Behandlung

Es gibt zahlreiche Medikamente, die bei einer generalisierten Angststörung wirken können, wie sog. kontrollierten Studien belegen: Medikamente, die helfen, sind z. B. Imipramin, Buspiron, Benzodiazepine oder selektive Serotoninwiederaufnahmehemmer.

Die genannten selektiven Serotoninwiederaufnahmehemmer (SSRI) und die trizyklischen Antidepressiva (TZA) gehören zu der großen Gruppe der Antidepressiva. Sie helfen auch bei Angststörungen, obwohl sie eigentlich zur Behandlung von Depressionen entwickelt wurden. Antidepressiva müssen regelmäßig eingenommen werden, ihre Wirkung setzt meist erst nach zwei oder drei Wochen ein. Zu den Nebenwirkungen und Risiken dieser Medikamente siehe Tabelle 5, S. 120.

Benzodiazepine gehören zu der Gruppe der „Beruhigungsmittel". Da sie bei einer längeren Behandlung in höheren Dosen bei bestimmten Personen eine Abhängigkeit hervorrufen können, sollten sie nur unter großer Vorsicht eingesetzt werden. Die Wirkung der Benzodiazepine setzt, im Gegensatz zu den oben genannten Antidepressiva, sofort ein. Manchmal werden Benzodiazepine, zumindest in der Anfangzeit der Behandlung, mit Antidepressiva kombiniert, z.B. in den ersten Wochen, wenn die Wirkung der Antidepressiva noch nicht einsetzt. Sie wirken manchmal auch dann, wenn Antidepressiva nicht wirksam waren. Auf keinen Fall sollten Benzodiazepine unkontrolliert, ohne Betreuung durch den Arzt, eingenommen werden. Auch wäre es sehr unvernünftig, sich die Benzodiazepine von mehreren Ärzten zu besorgen, so daß der einzelne Arzt nicht merkt, welche Dosis der Patient insgesamt einnimmt.

Psychotherapie

Auch eine psychotherapeutische Behandlung kann bei einer generalisierten Angststörung helfen, wie in wissenschaftlichen Studien belegt wurde. Hierbei hat sich herausgestellt, daß eine sog. Verhaltenstherapie besonders wirksam ist. Häufig wird auch eine psychoanalytische (psychodynamische, tiefenpsychologische) Behandlung durchgeführt, ohne daß bisher wissenschaftliche Untersuchungen zur Wirksamkeit durchgeführt wurden.

Sozialphobie
Seite 13–16

? Was ist eine Sozialphobie?

Menschen mit einer Sozialphobie haben Angst in Situationen, in denen sie sich von ihren Mitmenschen kritisch betrachtet oder beobachtet fühlen, z. B.:
- einen Fremden ansprechen,
- zu einer Behörde oder zu einem Arzt zu gehen,
- mit einem Vorgesetzten sprechen,
- im Beisein anderer Menschen zu telefonieren,
- sich in einem Streitgespräch gegenüber anderen durchsetzen,
- in einer Situation zu sein, in der alle Blicke auf einen gerichtet sind, eine Rede halten, ein Gedicht aufzusagen oder ein Lied vor anderen zu singen,
- eine Frau/einen Mann kennenzulernen,
- sich zu einer Verabredung treffen,
- sich in einer Unterrichtsstunde melden oder etwas an die Tafel schreiben,
- etwas schreiben, während andere zusehen,
- in einem Restaurant essen usw.

Solche Situationen werden von den Betroffenen häufig konsequent vermieden. Die Betroffenen fühlen sich ständig von anderen beobachtet und negativ beurteilt. Ständig denken sie, andere könnten sich über ihr Aussehen, ihre Kleidung, ihr Verhalten oder ihre Sprechweise mokieren. Sie haben auch Angst, daß die Mitmenschen sehen können, daß sie erröten oder schwitzen. Sie vermeiden daher häufig die genannten Situationen und schränken sich dadurch erheblich in ihrer Bewegungsfähigkeit ein.

? Wie bekommt man eine Sozialphobie?

Es ist noch nicht genau geklärt, wodurch eine Sozialphobie verursacht wird. Folgende Ursachen könnten möglicherweise in Frage kommen:
- Erziehung durch die Eltern,
- belastende Ereignisse in der Kindheit,
- Vererbung,
- chemische Veränderungen im Gehirn u. a.

Keiner dieser Faktoren kann allerdings allein das Auftreten einer Sozialphobie erklären. Man nimmt daher an, daß die Angststörung durch ein Zusammenspiel verschiedener Ursachenfaktoren entsteht.

? In welcher Altersgruppe spielt die Sozialphobie eine Rolle?

Die Störung fängt oft schon früh, z. B. mit 12 oder 13 Jahren an. Bestimmte soziale Situationen in der Schule (an der Tafel schreiben, ein Referat halten) werden als belastend empfunden. Allerdings melden sich viele Betroffene erst dann beim Arzt, wenn die sozialen Ängste zu einem Problem, z. B. im Berufsleben, werden. Einige Patienten suchen sogar nie einen Arzt auf, um sich behandeln zu lassen, und werden daher erheblich in ihrer Lebensqualität eingeschränkt.

Empfehlungen zur Patienteninformation
U. Trenckmann B. Bandelow
Psychiatrie und Psychotherapie
© Steinkopff Verlag, Darmstadt 1999

? Wie häufig ist die Sozialphobie?

Da die Sozialphobie nicht so leicht von „normalen" Persönlichkeitsmerkmalen wie Schüchternheit oder Zurückhaltung abzugrenzen ist, ist es nicht verwunderlich, daß sehr unterschiedliche Häufigkeitszahlen (zwischen 0,5 und 22,6% für die Wahrscheinlichkeit, einmal im Leben unter Sozialphobie zu leiden), angegeben werden. Realistischerweise kann man annehmen, daß zwischen 1 und 5% der Bevölkerung unter einer behandlungsbedürftigen Sozialphobie leiden. Die Sozialphobie ist bei Männern und Frauen gleich häufig; Männer melden sich allerdings eher zu einer Behandlung, da sie durch die sozialen Ängste Nachteile im beruflichen Leben erfahren.

Die Folgen der Sozialphobie

Wenn eine Sozialphobie längere Zeit unbehandelt bleibt, können sich schwerwiegende Folgen für die Betroffenen ergeben. Patienten mit einer Sozialphobie haben Schwierigkeiten, einen Lebenspartner kennenzulernen und sind deswegen häufig allein. Wegen Schwierigkeiten, sich für Prüfungen anzumelden oder sie zu bestehen, hat man auch häufiger eine schlechtere Schul- und Berufsausbildung, als den tatsächlichen Fähigkeiten entspricht. Da man Ängste „erfolgreich" mit Alkohol bekämpfen kann, führt die Sozialphobie nicht selten zu einem Alkoholmißbrauch oder zu Abhängigkeit. Dann treten die sozialen Ängste oft in den Hintergrund, weil das Alkoholproblem jetzt an erster Stelle steht.

Das Fehlen gesellschaftlicher Kontakte, ausbleibender Erfolg bei der Partnersuche und berufliche Nachteile können zu Depressionen führen, manchmal sogar bis zu Selbstmordgedanken.

? Muß Schüchternheit behandelt werden?

Schüchternheit ist ein Persönlichkeitszug, der nicht unbedingt behandelt werden muß. In unserer Gesellschaft werden Zurückhaltung und Schüchternheit sogar als liebenswerte Eigenschaften angesehen. Wer lediglich Angst hat, eine Rede zu halten oder in der Öffentlichkeit aufzutreten, hat deswegen noch keine Sozialphobie. Wenn die Schüchternheit allerdings so extrem ist, daß sie Leiden verursacht und schwerwiegende Folgen wie Depressionen oder Alkohol- und Medikamentenabhängigkeit drohen, sollte eine Behandlung eingeleitet werden. Auch wenn Probleme bei der Partnersuche und im Beruf das Leben einschneidend verändern, muß Abhilfe geschaffen werden.

? Wie behandelt man eine Sozialphobie?

Auch wenn eine Sozialphobie schon viele Jahre lang besteht, kann eine geeignete Behandlung mit Psychotherapie und/oder Medikamenten gute Resultate bringen.

■ Psychotherapie

In wissenschaftlichen Untersuchungen wurde belegt, daß man eine Sozialphobie gut mit einer sog. Verhaltenstherapie behandeln kann. Patient und Psychotherapeut besprechen nicht nur, warum man sich gegenüber anderen Menschen schlecht durchsetzen kann und übergroße Angst vor Situationen hat, in denen man von anderen Menschen beurteilt wird. Innerhalb der Verhaltenstherapie ist es auch wichtig, daß man praktische Übungen macht, in denen Verhalten in sozialen Situationen geübt wird. Zum Beispiel könnte der Psychotherapeut den Patienten anleiten, in einer Gruppe mit anderen Betroffenen Situationen zu üben, wie z.B. eine Rede zu halten, eine telefonische Bestellung aufzugeben oder sich gegenüber einem Chef mit einer Gehaltserhöhung durchzusetzen. Solche Situationen werden dann auch „im Ernstfall" geübt, z.B., indem man vom Psychotherapeuten angewiesen wird, fremde Menschen anzusprechen und sie um einen Gefallen zu bitten. In der letzten Stufe werden diese Übungen in der Lebenswirklichkeit des Patienten durchgeführt, d.h. daß man z.B. tatsächlich zu seinem Chef geht und ihn um etwas bittet. Je häufiger man sich diesen angstauslösenden Situationen aktiv aussetzt, desto mehr verringert sich die Angst.

Medikamentöse Therapie

In den letzten Jahren wurde in wissenschaftlichen Untersuchungen festgestellt, daß man eine Sozialphobie auch medikamentös behandeln kann. Diese Medikamente müssen meist über mehrere Monate eingenommen werden. Die Zeit der Einnahme der Medikamente sollte der Patient dazu nützen, viele der Angstsituationen im wirklichen Leben zu üben.

Zu den Medikamenten, die bei Sozialphobie wirksam sind, gehört das Antidepressivum Moclobemid, das zu der Reihe der neuen MAO-Hemmer zählt, oder die selektive Serotoninwiederaufnahmehemmer (SSRI) wie z.B. Paroxetin. Zu den Dingen, die bei der Einnahme dieser Medikamente beachtet werden müssen, siehe S. 119ff. Die Wirkung der Antidepressiva setzt erst nach zwei bis drei Wochen ein.

Manchmal werden auch Beruhigungsmittel aus der Gruppe der Benzodiazepine zur Behandlung der Sozialphobie eingesetzt; da man von diesen Medikamenten aber abhängig werden kann, sollte sich die Therapie mit Benzodiazepinen auf einige Wochen beschränken.

Selbsthilfe

Zu guter Letzt muß noch gesagt werden, daß es auch sehr wichtig ist, was der Betroffene selbst gegen seine Ängste tun will. Die wichtigste Regel ist dabei, daß man niemals vor den angstauslösenden Situationen flüchtet. Man sollte keine Gelegenheit auslassen, um immer wieder soziale Situationen zu üben, z.B. in dem man Freunde zu sich nach Hause einlädt, gemeinsame Aktivitäten mit Arbeitskollegen unternimmt, kleine Ansprachen auf einer Feier hält oder fremde Menschen in ein Gespräch verwickelt.

Für Ihre Notizen

Zwangserkrankungen

? Wie verhalten sich die Erkrankten?

Ein gewisses Maß an Kontrolle und Wiederholung liegt in der Natur menschlichen Denkens und Handelns. Jeder kennt es, nach Verlassen der Wohnung Unruhe zu spüren, ob alle elektrischen Geräte ausgestellt und der Gashahn abgesperrt sind. Man kehrt zurück, kontrolliert die Wohnung aufs Neue. Trotzdem stellt sich beim Verlassen wieder Unruhe ein, etwas übersehen zu haben, oder ob man nicht vielleicht durch das Kontrollieren selbst aus Versehen etwas an- statt abgeschaltet habe. In Maßen ist Kontrolle sinnvoll. Im Übermaß kann sie bis zur völligen Blockade von Denken und Handeln gehen.

Menschen mit Zwangsstörungen wissen um das weitgehend Unsinnige ihrer immer wiederkehrenden Grübeleien, sich immer wieder aufdrängender seelischer Bilder oder ritualhafter Wiederholungen letztlich sinnloser Handlungen. Der Mensch mit einem Wasch- oder Kontrollzwang „weiß", daß er sich eigentlich nicht zum 10., 20. oder 30. Mal die Hände waschen muß. Er weiß auch, daß die Kontrolle akkurater Ablage bestimmter Gegenstände völlig sinnlos ist, wenn für den Zeitaufwand andere alltägliche Abläufe ganz unmöglich werden, das Haus nicht mehr pünktlich verlassen werden kann, auf der Arbeit übertragene Aufgaben nicht zeitgerecht erledigt werden. Neben diesem „Wissen" um das „Sinnlose" seines Tuns gibt es aber eine Art von parallelem Denken und Fühlen. Es wird von teils diffusen, teils konkreten Ängsten und Befürchtungen geleitet. Fast vergleichbar mit magischen Ritualen verlangt dieses „zweite" System von Handlungen und Handlungsimpulsen und -gedanken nach Kontrolle und Wiederholung.

Der Partner und die Familie werden durch die eigenen rituell wiederkehrenden Handlungen des Erkrankten bis zur Weißglut getrieben. Nur kann der Zwangskranke sein Denken und Handeln nicht stoppen. Er kann dies auch dann nicht, wenn er die Zwänge als unsinnig erkannt hat. Sie vermeiden bringt dem Zwangskranken körperliches Unbehagen, Anspannung, Unruhe und Angst; durch das Ritual kommt man wenigstens für einige Zeit einigermaßen zur Ruhe. Dann aber gehen Zwangsgedanken und Zwangshandlungen aufs Neue los. Aber schließlich wird der Handlungsspielraum so sehr eingeschränkt, daß der Zwang den gesamten Lebensalltag bestimmt.

? Wie häufig kommt der Zwang vor?

Zwangsstörungen sind häufiger als angenommen. Weil sie von den Betroffenen schamhaft verschwiegen werden und früher effiziente Hilfe kaum möglich war, ist die Dunkelziffer hoch. 1–2% der Gesamtbevölkerung leiden an dieser Störung.

Zwangserkrankungen treten bei Männer und Frauen aller Altersstufen gleich häufig auf. Erste Anzeichen beginnen meist im Kindes- oder frühen Erwachsenenalter. Sie werden oft lange Zeit nicht erkannt, als merkwürdige Manieren und Übertreibungen abgetan oder so lange wie möglich im verborgenen ausgeübt, weil die Betroffenen eben um die Unsinnigkeit ihres Denkens und Tuns wissen. Spontan bilden sich Zwänge selten zurück. Meist haben sie die Tendenz, schrittweise oder schleichend zuzunehmen.

Empfehlungen zur Patienteninformation
U. Trenckmann B. Bandelow
Psychiatrie und Psychotherapie
© Steinkopff Verlag, Darmstadt 1999

? Wie entsteht die Zwangskrankheit?

Ein gewisses Maß an ritualisierenden Wiederholungen und Kontrolle ist sinnvoll. Bereits die Verhaltensforschung beim Tier hat Hinweise darauf ergeben, daß beispielsweise zur Sicherung des Reviers Tiere mehrfach und wiederholt die gleichen Bewegungen ausführen, sich umdrehen, umschauen, „um alles im Blick zu haben", bevor sie sich zur Ruhe niederlegen oder mit der Nahrungsaufnahme beginnen. Ritualisierende mehrfache Kontrollen scheinen auch im Menschen biologisch angelegt zu sein. Fast wie einen solchen tierischen „Instinkt" beschreiben Zwangserkrankte ihr Denken und Handeln, das sie solange wiederholen müssen, bis eine gewisse Erschöpfung des Zwanges eingetreten ist. Es gibt aus der Gehirnforschung Hinweise dafür, daß bestimmte Regelkreise im menschlichen Gehirn gestört sind, im Sprachbild vergleichbar „einer Schallplatte mit Sprung". Wieder und wieder werden Gedanken und Handlungen wiederholt ohne ein natürliches Ende oder ein Dazwischenkommen von anderen Impulsen. Neben biologischen bzw. Anlagefaktoren für die Entstehung von Zwangsstörungen werden aus psychoanalytischer Perspektive Erziehungsfaktoren in der frühen Kindheit diskutiert, z.B. dann, wenn seitens der Mutter besondere Betonung auf Reinlichkeit in der ersten Phase der Sauberkeitserziehung gelegt wurde. Dies ist weitgehend spekulativ. Auch hat sich die Annahme Sigmund Freuds nicht bestätigt, daß mehr oder minder alle Zwangskranken in gesunden Tagen sehr ordentliche, pingelig-genaue und übermäßig gewissenhafte Menschen sind. Allerdings gibt es eine überzufällige Häufung: Schon vor dem Auftreten der Erkrankung gehören ca. 60% später zwangskranker Menschen zu diesem Persönlichkeitstypus „anankastischer" Menschen.

? Wie kann die Zwangsstörung behandelt werden?

In dem Abschnitt über die Ursachen der Zwangserkrankung haben wir gezeigt, daß zwei Faktoren eine Rolle spielen. Zum einen handelt es sich um biologische „übersteigerte" Fehlfunktionen. Zum anderen um fehlerhaft gelernte „übertriebene" Reaktionsmuster. Übersetzt in die Sprache des Computers, liegen die Fehlleistungen sowohl in der Hardware (anlagebedingte neurophysiologische und biochemische Störungen des Gehirns) als auch in der Software (fehlerhafte Lernprozesse).

Dementsprechend ist der Behandlungsansatz der Zwangsstörung zweigleisig. Im Einzelfall kann allerdings auch schon das Beschreiten sowohl des einen als auch des anderen Behandlungsweges helfen.

Hinsichtlich der biologischen Fehlfunktionen ist davon auszugehen, daß bestimmte Regelkreise im Gehirn aufgrund harmloser Reize immer wieder und wieder gleichartig ablaufen. Bei Zwangskranken gibt es gestörte neurophysiologische und biochemische Prozesse im Gehirn. Insofern ist es nur folgerichtig, daß ein Schwergewicht in der Behandlung bei Medikamenten, den sog. selektiven Serotoninwiederaufnahmehemmern oder trizyklischen Antidepressiva, liegt. Werden diese Medikamente genügend lange (über Monate) und genügend hochdosiert (manchmal das 3fache der in der Depressionsbehandlung üblichen Dosis) eingenommen, so bilden sich Zwangshandlungen und Zwangserkrankungen bei zwei Drittel der Behandelten schrittweise zurück. Medikamente reduzieren oft das Ausmaß von Zwangshandlungen und Zwangsgedanken. Leider ist ein völliges Verschwinden selten. Natürlich haben viele Menschen eine Abneigung und Vorurteile gegenüber Psychopharmaka. Wichtig ist daher der Hinweis, daß es sich um eine Normalisierung gestörter biologischer Abläufe handelt. Das Wirkprinzip der genannten Medikamente liegt in einer Hemmung der Wiederaufnahme der körpereigenen Substanz Serotonin. Der Spiegel dieser Substanz wird im Gehirn auf ein normales „gesundes Maß" wieder angehoben. Weil es sich um ein biologisches Wirkprinzip handelt, ist auch keine süchtige Abhängigkeit zu befürchten. Diese wird aber beispielsweise dann beobachtet, wenn Zwangskranke wegen der Unruhe und Angst, die mit dieser Störung verbunden sind, über längere Zeit Beruhigungsmittel vom Typ der Benzodiazepine einnehmen.

Parallel zur medikamentösen Behandlung sind verhaltenstherapeutische Techniken „zur Neuprogrammierung der Hardware" bei der Behandlung von Zwangsstörungen angebracht. Wir haben im Abschnitt über die Ursachen von Zwangsvorstellungen und Zwangshandlungen zum Ausdruck gebracht, daß ihre Entstehung nicht in erster Linie als erlerntes Fehlverhalten aufzufassen ist. Allerdings sind falsche Lernvorgänge an der Ausprägung von Vermeidungsreaktionen beteiligt. Als Beispiel: Anfangs hilft nochmaliges Händewaschen gegen Angst und Ekel bei Benutzung von Gaststättengeschirr. Betroffene lernen, daß exklusives Waschen die Spannung verminderte. Sie lernen, öffentlich benutztes Geschirr zu meiden oder sich immer mehr zu waschen. Es geht den Verhaltenstherapeuten darum, daß sich der Patient den „automatisch ablaufenden" Zwängen stellt und sie Schritt für Schritt überwindet. Ein Hauptziel der verhaltenstherapeutischen Behandlung besteht v. a. darin, das Vermeidungsverhalten in den Situationen, die bislang Zwänge ausgelöst haben, abzubauen. Der Betroffene wird mit angstauslösenden Situationen konfrontiert, ohne daß er seine Zwangshandlungen ausführt. Zur Therapievorbereitung bespricht der Verhaltenstherapeut das Zwangsverhalten mit dem Erkrankten auf das Genaueste. Häufig ist es durch eine möglichst exakte Beschreibung der Zwänge und genaueste Situationsanalyse möglich, schon eine erste Ordnung in das Chaos der den Erkrankten quälenden Zwänge zu bringen. Möglichst genau wird dabei besprochen, welche Gefühle und welche Gedanken dem Erkrankten in zwangsauslösenden Situationen bewegen. Den „falschen" Vorstellungen beim Zwang wird geduldig und schrittweise eine Neubewertung der Situation gegenübergestellt. Die fehlerhaft eingespielten gedanklichen und gefühlsmäßigen Warnungen im Gehirn werden gleichsam neu programmiert auf gedanklichem, willentlichem und v. a. auf übendem Wege. In einer Schwierigkeitshierarchie arbeitet sich dabei der Patient mit dem Verhaltenstherapeuten vom Leichten zum Schwierigen vor. Letztlich werden neue Verhaltens- und Reaktionsmuster eingeübt. Es wird etwas Neues gelernt. Die von einem solchen Lernansatz ausgehende Psychotherapieform heißt „Verhaltenstherapie" (siehe S. 125). Im übenden Teil der Behandlung machen Betroffene neue Erfahrungen. Sie lernen bei ausreichend langer Konfrontation mit angst- und zwangsauslösenden Situationen, daß automatisch der Pegel innerer Anspannung und Unruhe langsam fällt („Wendepunkt der Angst"). Dieser Rückgang der Angst wird durch automatische, physiologische Prozesse bewirkt, z. B. Habituationen (Gewöhnung) und parasympathische Gegenregulation. Macht ein Zwangskranker mehrfach die Erfahrung, daß Angst und Unruhe auch ohne die Auslösung von Zwangshandlungen sinken, verlieren solche Situationen ihren bedrohlichen Charakter.

Am Ende der Verhaltenstherapie steht dann durchaus auch die massive Konfrontation mit der zwangsauslösende Situationen im Rahmen der sog. Reizüberflutungen (Flooding). Z. B. ist es eine Aufgabe für Patienten mit Waschzwang, stundenlang schmutzige Hände nicht zu waschen. Immer wieder ist es wichtig, irrationale Überzeugungen möglichst genau und präzise anzusprechen, einer Realitätsprüfung zu unterziehen und praktische Verhaltensweisen zu üben. Dabei werden parallel die alltäglichen Aktivitäten, z. B. im Freizeitbereich oder im Kontaktverhalten zu anderen Menschen „auftrainiert", weil die Zwangsrituale als tagesfüllende Beschäftigung auch diese Bereiche verkümmern ließen.

Frage der Komorbidität

Zwangsstörungen sind häufig vergesellschaftet mit anderen psychischen Störungen (Vergesellschaftung mehrerer Erkrankungen = Komorbidität). Besonders häufig treten Zwänge in Verbindung mit mehr oder minder umschriebenen Ängsten und Befürchtungen (sog. Phobien, siehe S. 7, 11) auf. Beispielsweise geht vielfaches sich-Waschen, -Duschen und -Säubern mit der Angst einher, sich bei allen möglichen und unmöglichen Gelegenheiten mit Krankheitserregern zu infizieren und auch andere damit „anzustecken". Häufig ist auch eine Vergesellschaftung von Zwangsgedanken und -handlungen mit gemütsmäßigen Verstimmungszuständen (Dysthymien, S. 43; Major Depression, siehe S. 47). Bei einer zahlenmäßig kleineren Gruppe von Menschen treten Zwangsphänomene gemeinsam mit psychotischen Symptomen bei einer Schizophrenie (siehe S. 55) auf. Letzteres ist nur selten der Fall und nicht zu verwechseln mit den Befürchtungen vieler Zwangskranker, über die ritualisierten Wiederholungen im Rahmen der

Zwangserkrankung „verrückt" zu werden. Schließlich gibt es auch Überlagerungen von Zwangsstörungen mit Eßstörungen (siehe S. 65).

Das gemeinsame Auftreten von Zwangserkrankungen mit Angst-, Eßstörungen und Depressionen sollte zu einer „doppelgleisigen" Behandlung Veranlassung geben. Weil es offenbar gemeinsame neurobiologische Grundlagen von Angst, Zwang und Depressionen gibt, sind es vor allen Dingen bewährte antidepressive Medikamente. Zum Einsatz kommt das Trizyklikum Clomipramin und die bereits erwähnten Serotoninwiederaufnahmehemmern (Fluvoxamin, Fluoxetin, Sertralin, Cipramil sowie Paroxetin). Unterstützend wirken auch serotonerg wirksame Anxiolytika (Buspiron). Sie sind effizient in der doppelgleisigen Behandlung der genannten komorbiden Störungen. Bei unzureichendem Ansprechen sollte der Nervenarzt konsultiert werden. Er wird möglicherweise als Medikamente der zweiten Linie Venlafaxin, Lithiumsalze oder atypische Neuroleptika einsetzen.

? Wie sollten sich Partner und Angehörige verhalten?

Für die Erkrankten selbst, aber auch für die Menschen, die ihnen am nächsten stehen, ist es wichtig, überhaupt erst einmal in den „Eigenheiten" der Zwangskranken, in ihren Ritualen und den Wiederholungen die Krankheit zu erkennen und anzuerkennen. Es handelt sich nicht um Unarten und Schikanen. Es sind auch keine Merkwürdigkeiten und persönlichen Eigenheiten, die man schicksalsergeben tolerieren muß. Wie bei vielen anderen psychischen Störungen auch ist eine Haltung von angemessener Nähe, aber auch Distanz, Abgrenzung angebracht. Trotz des Drängens durch den Erkrankten sollte man sich nicht in die Zwangsrituale „einspannen" lassen. Gleichermaßen behutsam, aber auch fest, ist der Erkrankte im Rahmen der Therapie in seinem Training gegen den Zwang zu unterstützen. Wichtig ist auch die Information für alle Beteiligten, daß Zwangsstörungen anlagebedingte Fehlfunktionen des Gehirns sind. Niemand hat Schuld. Zwangskrankheiten sind durch medikamentöse und Verhaltenstherapie günstig zu beeinflussen. Es gelingt nicht immer, den Zwang ganz verschwinden zu lassen. Häufig ist spürbare Verminderung erreichbar und dem Betroffenen zumindest ein Teil seiner Handlungsfreiheit wiedergeben. Nicht zuletzt ist auch die Situation der nächsten Angehörigen verbessert.

Suchterkrankungen

Alkoholabhängigkeit

? Wie verhalten sich die Erkrankten?

3,5 Millionen Menschen in Deutschland sind abhängig vom Alkohol. Alkohol ist in unserer Kultur die am häufigsten gebrauchte Droge. Die Gelegenheit zum Konsum ist allgegenwärtig. Der Übergang vom Genußtrinken zum süchtig zwanghaften Konsum ist fließend. Kommt es allerdings zu einer Suchtentwicklung, dann werden von den Betroffenen relativ regelhaft folgende Stadien des Suchtprozesses durchlaufen:

Am Anfang, in der sog. *voralkoholischen Phase*, wird Alkohol nicht mehr zum Genuß, sondern seiner psychischen Effekte wegen getrunken: um psychische Anspannungen abzubauen, die Stimmung zu heben, die Zunge zu lösen, um Streß zu mindern oder um Unsicherheit zu überspielen.

Bald, in der sog. *Prodromalphase*, merken die Betroffenen, daß sie Alkohol brauchen. Schlechtes Gewissen regt sich. Man denkt häufig an Alkohol, trinkt heimlich und bekommt wegen Angetrunkenseins Ärger mit dem Partner, im Straßenverkehr oder in der Firma.

In der *kritischen Phase* der Abhängigkeitsentwicklung haben es die Betroffenen nicht mehr in der Hand, wann, wo und wieviel sie trinken (Kontrollverlust). Die Betroffenen sind nur noch kurzfristig fähig, nicht zu trinken (abstinenzunfähig), vielleicht für Tage oder wenige Wochen, wenn es wegen der Trinkerei massiven Ärger gab, der Arbeitgeber mit Entlassung oder der Partner mit Trennung droht. Entscheidend ist für die Beurteilung, daß es tatsächlich zu einer Abhängigkeit gekommen ist, nicht die Fähigkeit, für mehr oder minder kurze Zeit aufzuhören. Es charakterisiert die Sucht, daß trotz „guter Vorsätze" ein Zwang besteht, über kurz oder lang von neuem zu trinken.

In der letzten, sog. *chronischen Phase* einer „Suchtkarriere" ist der Verfall durch den Alkohol in allen Bereichen des Lebens unverkennbar. Tagelange Räusche, morgendliches Trinken, Gedächtnisverluste („Filmrisse") und schwere körperliche Folgeschäden haben sich eingestellt. Die Komplikationen der Suchterkrankung führen zu notfallmäßigen Krankenhausbehandlungen (zur Entgiftung, zur Delirbehandlung, wegen entzugsbedingter epileptischer Krämpfe usw.). Zwischenmenschliche Kontakte sind nur noch „im Milieu" möglich, die Arbeitsstelle ist verlorengegangen.

Die beschriebene Stadienfolge entspricht der typischen Suchtkarriere des sog. *Gamma-Trinkers* in der Abhängigkeitsklassifikation nach dem englischen Suchtforscher Jellinek. Es gibt auch andere, seltenere Verläufe der Suchterkrankung. Beispielsweise gibt es Menschen, die gleichmäßig Tag für Tag viel Alkohol trinken, um „auf ihren Pegel" zu kommen. Es gibt keinen vollständigen Kontrollverlust. Es handelt sich um sog. *„Spiegeltrinker"* (Delta-Trinker nach Jellinek). Bei einem anderen Typ des Alkoholismus werden mehr oder minder lange Zeiten der Abstinenz unterbrochen von Episoden massiven Trinkens über Tage bis wenige Wochen. Derartige *„Quartalstrinker"* entsprechen dem Epsilon-Typ in der Abhängigkeitsklassifikation nach Jellinek.

Allen Formen der Alkoholabhängigkeit ist gemein, daß die Betroffenen „eigentlich" sehr gut um ihre Abhängigkeit wissen. Oft genug haben sie versucht, mit dem Trinken aufzuhören und noch öfter sind sie gescheitert. Gleichwohl ist es schwierig, mit ihnen über die Alkoholabhängigkeit zu reden.

Sowohl zur Vergewisserung des Arztes als auch für eine „Selbstdiagnose" der Betroffenen bietet sich daher die Beantwortung der nachfolgenden Fragen an:
- ☐ Habe ich schon einmal Ärger bekommen wegen des Alkohols (mit der Polizei, mit der Straßenverkehrsbehörde, mit dem Arbeitgeber, mit Angehörigen)?
- ☐ Habe ich mir zu einer bestimmten Zeit vorgenommen, nicht zu trinken und es dann trotz des „guten Vorsatzes" doch getan?
- ☐ Hatte ich mir vorgenommen, bei einigen Anlässen maßvoll zu trinken und habe ich mich dann trotzdem betrunken?
- ☐ Gab es wegen des Trinkens „Filmrisse" (Palepzesten)?
- ☐ Habe ich morgens „Starterschlucke" gebraucht, um überhaupt in die Gänge zu kommen?
- ☐ Bin ich auf gesundheitliche Probleme im Zusammenhang mit Alkoholmißbrauch angesprochen worden?

Die Beantwortung von einer der gestellten mit Ja läßt einen Alkoholmißbrauch vermuten. Werden zwei und mehr Fragen mit Ja beantwortet, dann ist die (Selbst-)Diagnose „Alkoholabhängigkeit" mit hoher Wahrscheinlichkeit anzunehmen.

? Wie verhalten sich Angehörige, Kollegen und Freunde?

Die Alkoholabhängigkeit ist ein heimliches, verheimlichtes Leiden, wobei im Umfeld der Erkrankten eigentlich alle um das Geheimnis wissen. Der erste und wichtigste Schritt zur Bewältigung der Abhängigkeit ist der offene Umgang mit dem Problem. Die süchtige Abhängigkeit muß möglichst klar angesprochen werden. Das heißt, alle Menschen im Umfeld des Abhängigen müssen heraus aus ihrer Rolle als hilfloser Beobachter, als Schweiger, letztlich als Mitwisser und Komplize. Am besten kommen alle Beteiligten, beispielsweise in der Praxis des Hausarztes, „an einen Tisch" zusammen. Partner, Kinder, möglicherweise auch die Nachbarn und/oder Kollegen formulieren in Gegenwart des Betroffenen klar und eindeutig ihre Beobachtungen, ihre Sorgen, ihre Schwierigkeiten,
aber auch ihr Hilfsangebot. Durch dieses hohe Maß an „Öffentlichkeit" ist das Heimliche, das Verheimlichte weg. Es ist eine Chance für den Erkrankten gegeben, sich seiner Sucht zu stellen. Klar müssen in einem solchen Gespräch aber auch verbindliche Absprachen und Konsequenzen getroffen werden, z.B. daß die Ehepartnerin eines Alkoholabhängigen sein durch die Trinkerei bedingtes Fehlen am Arbeitsplatz nicht mehr durch entschuldigende Telefonate beim Vorgesetzten deckt. Verabreden Sie Schritte zur Abstinenz!

? Was sind die Ursachen der Abhängigkeit?

Es gibt keine einheitliche Ursache von Sucht allgemein oder Alkoholabhängigkeit speziell. Für die Entwicklung der Alkoholabhängigkeit ist ein komplexes Zusammenwirken unterschiedlicher biologischer, sozialer und psychischer Faktoren mit jeweils unterschiedlichen Schwergewichten beim einzelnen Menschen anzunehmen. Erbfaktoren spielen ebenso eine Rolle wie der Einfluß des Milieus, in dem ein Mensch aufwuchs und erzogen wurde. Immer wieder trifft man auf eine auffällige Häufung alkoholabhängiger Menschen in einer Familie über mehrere Generationen hinweg. Besonders ungünstig für die Entwicklung einer Suchtkrankheit ist ein früher Erkrankungsbeginn im jugendlichen Alter. Doppelt schwer wiegt die Kombination der Suchterkrankung mit Verhaltensstörungen oder anderen psychischen Leiden bei einem Menschen! Manchmal stehen Ängste und Depressionen am Anfang einer „Sucht-Karriere". Alkohol wird als Angstlöser und Stimmungsmacher anfänglich wie eine Medizin ge-/mißbraucht. Es gibt aber auch den umgekehrten Weg. Am Anfang steht der Alkoholmißbrauch. Später entwickeln sich wegen der Probleme durch den Alkohol in Familie und Beruf und nicht zuletzt auch wegen der permanenten Kränkung des Selbstwertgefühles Ängste und Depressionen. Nicht zu verkennen ist schließlich auch, daß Alkohol ein Nervengift ist und durch seinen Mißbrauch Schäden im peripheren (Polyneuropathien) und im Zentralnervensystem (hirnorganische und Psychosyndrome) verursacht werden.

Die „Doppelerkrankung" (Komorbidität), d.h. das gleichzeitige im Vorkommen einer Abhängigkeit mit anderen psychischen Störungen wie Depressionen, Angsterkrankungen und Zwangsstörungen eröffnet aber auch Wege für „doppelgleisige" Behandlungsansätze. Beispielsweise wird die begleitende Depression antidepressiv behandelt; dies durchaus auch mit Antidepressiva. Dabei müssen Betroffene wissen, daß bei geeigneter Auswahl der Medikamente keine Suchtgefahr besteht. Antidepressiva haben kein Suchtpotential. Deshalb muß man nicht fürchten, statt alkoholsüchtig nunmehr tablettenabhängig zu werden. Es trifft auch keinesfalls zu, daß eine unterstützende Therapie mit Antidepressiva bei einem Menschen mit der Doppelerkrankung Alkohol und Depression ein Zeichen von Schwäche und mangelndem Willen, sich mit der Sucht auseinanderzusetzen, ist. Indem das Antidepressivum die erschöpften seelischen Batterien auflädt, kommt der Betroffene zu neuen psychischen Kräften. Dies hilft ihm wiederum in der Auseinandersetzung mit der Sucht.

Ähnliches gilt auch, wenn die Alkoholabhängigkeit zusammen mit Angsterkrankungen (z.B. mit sozialen Phobien, generalisierten Angststörungen, Panikattacken) oder mit der Zwangserkrankung auftritt. Auch in diesen Fällen ist jeweils eine „doppelgleisige" Behandlung beider Störungen angeraten.

? Welche Behandlungsmöglichkeiten der Alkoholabhängigkeit gibt es?

Jede Suchttherapie gliedert sich in vier Phasen und hat die vollständige Enthaltsamkeit gegenüber Alkohol (*Abstinenz*) zum Ziel.

In der ersten Behandlungsphase geht es darum, das Problem – wie bereits oben geschildert – möglichst offen und umfassend zu benennen. Ziel ist, eine Bereitschaft beim Erkrankten aufzubauen, sich mit der Sucht auseinanderzusetzen. Dabei ist es wichtig, anzuerkennen, daß Abhängigkeit Krankheit ist, nicht Unsitte, Amoralität oder schlechte Angewohnheit. Oft genug haben die Betroffenen selbst versucht, aufzuhören und sind daran gescheitert. Aus der Erfahrung des Scheiterns wissen Betroffene auch, daß mit festem Willen allein und guten Vorsätzen dem Alkoholmißbrauch oder gar der Sucht nicht beizukommen ist. Wichtig ist bei allen Beteiligten, daß es um Hilfe und Behandlung, nicht um Gängelung und moralisierende Vorverurteilungen geht. Entsprechende Gespräche sollten beim Hausarzt, in der Familie, in Selbsthilfegruppen oder den Suchtberatungsstellen stattfinden.

In der zweiten Behandlungsphase geht es um die Reduktion (Verringerung) bzw. die völlige Enthaltsamkeit (Abstinenz). Durch eine enge Absprache zwischen dem ambulant tätigen Arztes, den Angehörigen und dem Alkoholkranken ist dies auch unter Umständen ambulant möglich. Entgiftung ist schwer. Der Betroffene bedarf der Unterstützung von Arzt und Angehörigen durch motivierende und unterstützende Gespräche ebenso wie der Milderung von Entzugserscheinungen durch geeignete Medikamente. Auch ist selbstverständlich, daß man in den ersten Tagen der Abstinenz arbeitsunfähig ist und dies vom Arzt entsprechend testiert wird. Man spricht wegen der vielfach schädigenden Wirkung des Alkohols auch von einer Entgiftungsphase. Es kann durchaus versucht werden, Menschen ambulant vom Alkohol zu entziehen. Die ambulante Entgiftung ist an einige Voraussetzungen geknüpft:

- Eine hohe, persönliche Bereitschaft/Motivation beim Betroffenen, vom Alkohol wegzukommen;
- einen bestimmten „verbindlichen" Zeitpunkt zum Absetzen des Alkohols; Patient, Arzt und Angehörige verabreden dies gemeinsam.
- In der schwierigen ersten Zeit der Abstinenz gibt es möglichst häufige und regelmäßige Kontakte (z.B. jeden zweiten Tag in der Sprechstunde) zwischen dem Betroffenen und seinem Arzt. Dieser ermöglicht es, die Motivation immer wieder positiv zu verstärken, über Entzugssymptome zu sprechen und diese ggf. zu behandeln.
- Für den Betroffenen ist die ambulante Entgiftung eine sehr schwierige Zeit. Er sollte deshalb in der Regel durch eine Arbeitsunfähigkeitsbescheinigung vom beruflichen Alltag entlastet sein.

Nicht immer ist es möglich, ambulant zu entgiften. Dies vor allem, wenn Entzugserscheinungen ambulant nicht beherrscht werden können und/oder die Betroffenen trotz „guten Willens" nicht abstinenzfähig sind. In diesen Fällen bedarf es einer zweibis vierwöchigen stationären Behandlung, um u.a. auch durch medikamentöse Unterstützung bestimmte Absetzphänomene zu mildern („weicher Entzug") und Komplikationen (z.B. das Delir, Entzugskrämpfe) beizeiten zu erkennen und zu behandeln. Auch dient die Entgiftungsphase der Therapiemotivation und -vorbereitung: beispielsweise durch Vermittlung von Wissen über die Suchterkrankung (Psychoedukation) und das Knüpfen erster Kontakte zu Beratungsstellen und Selbsthilfegruppen. Das Suchtverhalten wird im Gespräch mit dem Erkrankten möglichst genau analysiert und ein Behandlungsplan erstellt, der exakt auf die persönliche Problematik und Zielvorstellung des Erkrankten zugeschnitten ist.

An den Entzug schließt sich als dritte Behandlungsphase über Wochen bis Monate die Entwöhnung an. Je nachdem kann dies ambulant oder stationär sein. Ziel der Entwöhnung ist es, ein Leben ohne Alkohol neu einzuüben. Dies ist oft viel schwieriger, als es sich anhört. Schließlich war bei vielen Suchtkranken der Alkohol eine wichtige „Krücke". Er half beispielsweise, um Unsicherheit im zwischenmenschlichen Kontakt zu überspielen, um Entspannung zu finden. Oder er war Stimmungsmacher bei Niedergeschlagenheit oder bei „Geselligkeitstrinkern" der „gemeinsame Nenner" beim Zusammenkommen mit Bekannten und Kollegen. Das Wegnehmen des Alkohols hinterläßt also eine Art Lücke. Diese gilt es, positiv zu schließen. Dafür bedarf es vieler unterstützender Gespräche, in denen es um die Beantwortung der folgenden Fragen geht:

☐ Wofür habe ich früher den Alkohol gebraucht, wobei hat er mir „geholfen"?
☐ Welche „Lücken" gibt es heute in meinem Leben, die ich früher mit vielfachem und ausgiebigem Alkoholkonsum „gefüllt habe"?
☐ Was kann ich tun, um ein Leben ohne Alkohol für mich positiv zu gestalten?

Diese und ähnliche Fragen im Zusammenhang mit der erreichten Abstinenz und eine möglichst dauerhafte Befreiung von der Sucht sollten im vertrauensvollen Gespräch zwischen Arzt und Patient, zwischen dem Betroffenen und seinen Angehörigen, aber auch besonders im Kreise Betroffener, d.h. in Selbsthilfegruppen Suchtkranker, erörtert werden.

Manchmal gelingt Entwöhnung aber nicht mit den Möglichkeiten ambulanter Hilfen. In einem solchen Fall bieten Fachkrankenhäuser und Suchtkurkliniken Hilfe an. Man unterscheidet stationäre Kurzzeittherapien, beispielsweise sog. qualifizierte Motivationsbehandlungen in 4–6 Wochen, von langfristigen, mehrmonatigen Entwöhnungsbehandlungen. Finanziert werden sie in Deutschland von Krankenkassen oder Rentenversicherungsträgern.

In der Entwöhnungsphase kann auch eine medikamentöse Behandlung eine Rolle spielen. Zum einen werden gegen den Suchtdruck sog. „Anti-Craving"-Medikamente wie Acamprosat (siehe S. 105) über einige Monate eingesetzt. Durch solche Medikamente werden Empfängerzellen im menschlichen Organismus, sog. Rezeptoren, blockiert, die ein Verlangen nach Alkohol auf körperlichem Wege (craving) hervorrufen.

Zum anderen kann eine medikamentöse Therapie sinnvoll sein, wenn die Abhängigkeit durch andere psychiatrische Störungen mitbedingt und mitunterhalten wird. In einem solchen Fall kann es durchaus die Kooperativität und Abstinenz fördern, wenn begleitende Depressionen, Angsterkrankungen und Zwangsstörungen mit bestimmten Klassen von Antidepressiva (SSRIs, RIMAs, Johanniskrautpräparaten) behandelt werden. Wichtig ist es aber, sich möglichst auf die genannten Substanzklassen zu beschränken, weil diese kein eigenes Suchtpotential haben. Probleme bestehen hingegen bei Beruhigungsmitteln, besonders bei Benzodiazepinen, bei vielen Schlafmitteln und bei Schmerzmitteln. Bei alkoholabhängigen Menschen kann es durch diese Medikamente zu einer Suchtverlagerung, d.h. einer erneuten Abhängigkeit, nämlich von Tabletten, kommen.

Nicht verschrieben werden sollte auch Clomethiazol (Distraneurin®). Dies ist fälschlicherweise manchmal noch zur Unterstützung der ambulanten Entgiftung eines Patienten gebräuchlich. Clomethiazol hat ein hohes Suchtpotential und kann zudem in Überdosis und in Kombination mit gleichzeitigem Alkoholgebrauch zum Atemstillstand führen. Deshalb sollte der Einsatz von Clomethiazol (als Tabletten und Infusion) der stationären Behandlung vorbehalten bleiben. Dort spielt es eine wichtige und positive Rolle in der Therapie des Delirs.

In der vierten Behandlungsphase, der Nachsorgephase, geht es auf Monate und Jahre darum, dem Rückfall in die Alkoholsucht entgegenzutreten. Dauerhafte Abstinenz ist das Ziel. Nur eine kleine Minderheit von alkoholabhängigen Menschen kann später einmal in ihrem Leben wieder „kontrolliert" trinken. Bei den allermeisten besteht die Gefahr, daß ein anfänglicher maßvoller Konsum, vielleicht auch schon das eine Glas Sekt, getrunken aus festlichem Anlaß, in Tagen, Wochen und Monaten zum Abgleiten in die Sucht führt. Auch Angehörige sollten dies wissen. Überhaupt ist es für Angehörige wichtig, ein Informations- und Beratungsforum zu haben. Vielfach bieten sich Angehörigengruppen an. Deren Treffs kann man der Tagespresse oder Informationen der Gesundheitsämter entnehmen. Die Betroffenen selbst sollten ein Gespür entwickeln, welche Situationen rückfallgefährdend sein könnten. Es lohnt das Gespräch mit dem Hausarzt, unter welchen widrigen Umständen ein Rückfall denkbar sein könnte („sage nie: Nie!"). Es gilt auch zu überlegen, was „im Fall eines Falles", d.h. beim Alkoholrückfall, zu tun ist. Zur Alkoholkrankheit gehört der Alkoholrückfall! Insofern ist es wichtig, daß alle Beteiligten, d.h. der Abhängige, seine Angehörigen und der Hausarzt eine Art von „Szenario des Alkoholrückfalls" besprechen, damit Hilfe rasch auf den Weg gebracht werden kann. Besonders problematisch wäre es, wenn der Rückfall bagatellisiert würde. Die Nachsorgephase kann man auch als Etappe der Selbstkontrolle bezeichnen, in der der abhängige Mensch versucht, die erreichten Verhaltensänderungen bei sich im häuslichen Alltag zu überprüfen, zu stabilisieren und zu verstärken. Dazu bedarf es immer der Möglichkeit einer zwischenzeitlichen „Auffrischung" im Gespräch in der Arztpraxis, der Beratungsstelle der Fachambulanz oder in der Selbsthilfegruppe (z.B. beim Blauen Kreuz, dem Kreuzbund oder den Anonymen Alkoholikern). Gerade die Selbsthilfegruppen sind in vielerlei Hinsicht wichtig: Der Suchtkranke ist nicht allein, er wird bei den regelmäßigen Treffs an sein Alkoholproblem erinnert, er trifft aber auf „Experten" wie sich selbst, d.h. Menschen, die selber Erfahrungen gesammelt haben mit der Bewältigung, aber auch dem zwischenzeitlichen Scheitern an der Sucht.

Empfehlungen zur Patienteninformation
U. Trenckmann   B. Bandelow
Psychiatrie und Psychotherapie
© Steinkopff Verlag, Darmstadt 1999

Für Ihre Notizen

Drogensucht

? Wer ist betroffen?

In allen menschlichen Kulturen und allen Epochen gab und gibt es den süchtigen Gebrauch von Drogen. Gemeinsamer Nenner ist, daß diese Mittel genommen werden, um einer bestimmten, als unangenehm empfundenen seelischen Verfassung „zu entfliehen" oder einen bestimmten, als angenehm erlebten seelischen Zustand zumindest zeitweise zu erreichen. Dabei besteht im Umgang mit dem „Drogenproblem" eine vielschichtige und widersprüchliche Problematik. Die „Volksdroge" Alkohol zieht, so schätzt die Bundeshauptstelle gegen Suchtgefahren, 2,5 Mio. Menschen in Deutschland in Abhängigkeit. Illegale Drogen wie Heroin, Kokain, Crack, Amphetamine, Cannabis und LSD konsumieren süchtig „nur" etwa 100 000 Menschen. Die Zahl sagt aber nichts über damit verbundenes Leid, Risiken und Folgeprobleme. Nachfolgend seien die wichtigsten illegalen Drogen genannt und kurz charakterisiert:

Heroin

Heroin ist ein halbsynthetisches Morphinderivat, das aus dem getrockneten Milchsaft (Opium) der Kapsel des Schlafmohns gewonnen wird. In der Szene wird es auch „H" oder „Dope" genannt. Heroin gilt als „harte" Droge. Der Preis für 1 g (meist gefährlich verunreinigtes) Straßenheroin schwankt zwischen 100 und 150 DM.

Drogensüchtige (User) sniefen, rauchen oder injizieren sich das Heroin. Verunreinigte Spritzenbestecke bergen ein erhebliches Infektionsrisiko (Aids/Hepatitis). Heroinkonsum bewirkt eine positiv erlebte Abschirmung von negativen äußeren Einflüssen („wie in Watte gepackt"). Den Rausch beschreiben User als Zustand der Zufriedenheit, der Angstfreiheit und des Wohlgefühls. Entzugssymptome ähneln einer schweren Grippe. Etliche Stunden nach dem letzten „Schuß" klagen die Betroffenen über heftige Gliederschmerzen, Zittern, Schwitzen, Muskelkrämpfe und Übelkeit über Stunden und Tage, wobei ein Gefühl der Schwäche und des Unwohlseins über Monate anhalten kann. Das Problem ist nach erfolgtem Entzug weniger die körperliche Abhängigkeit als die psychische. Die Sehnsucht nach der Drogenwirkung und das Leben in der Drogenszene beeinflussen oftmals die Wiederaufnahme des Gebrauchsverhaltens.

Kokain und Crack

Kokain (in der Szene auch „Koks" oder „Schnee" genannt) ist ein weißes Pulver, das aus den Blättern des Koka-Strauches gewonnen wird. Ähnlich Heroin gilt es als „harte" illegale Droge.

Crack, auch Base oder Rocks in der Szene genannt, ist eine rauchbare freie Base des Kokainhydrochlorids. Der Schwarzmarktpreis von Kokain beträgt pro Gramm ca. 100 bis 150 DM. Die Substanzen werden gesnieft (in sog. Lines von ca. 25–50 mg), geraucht, gegessen oder intravenös „gedrückt". Es vermittelt ein Glücksgefühl („high"), wobei infolge der Suchtentwicklung Kokaingebrauchende ihre „Kicks" in immer rascherer Folge wiederholen müssen. Ein Teil der Nutzer von Kokain und Crack führt nach außen ein sozial integriertes Leben. Die Betreffenden bleiben oft arbeitsfähig.

Empfehlungen zur Patienteninformation
U. Trenckmann   B. Bandelow
Psychiatrie und Psychotherapie
© Steinkopff Verlag, Darmstadt 1999

Sie nutzen, wie bereits erwähnt, Kokain als Stimulanz- und Aufputschmittel. Die Wahrnehmung wird beschleunigt, verstärkt und sexualisiert. Es entsteht ein Gefühl besonderer psychischer Klarheit, gedanklichen Einfallsreichtums, der Redseligkeit und Unternehmungslust. Ein regelmäßiger Konsum zieht neben körperlichen Auswirkungen auch Veränderungen der Persönlichkeit nach sich. Die Betreffenden werden rastlos, gereizt, arrogant und egoistisch. Alle beschriebenen „high-Effekte" sind nach Crack-Gebrauch intensiver zu spüren. Es gibt auf Kokain und Crack keinen eigentlichen Entzug, eher ein Gefühl des Ausgelaugtseins, der Ideenarmut und der gemütsmäßigen Verstimmung. Die Betroffenen sprechen von „come down".

Ähnliches wie zu Kokain und Crack kann auch zur Wirkung und den Nebenwirkungen von Amphetaminen gesagt werden. Deshalb wird auf diese, in der Szene auch „Speed" genannten, Substanzen nicht näher eingegangen. In der Party-Szene gebräuchlich sind auch Amphetamin-Abkömmlinge (Derivate). In der Szene sind sie bekannt als XTC (Ecstasy). Das in illegalen Labors hergestellte Ecstasy wird in bunten Kapseln und Tabletten oder auch als weißes bzw. rosafarbenes Pulver angeboten.

Cannabis

Cannabis wird aus der Hanfpflanze gewonnen. Die aus den Blättern des Hanfs gewonnene Droge heißt im Jargon auch „Gras" oder „Mari" (Marihuana). Das aus dem Harz der Hanfpflanze gewonnene Cannabis wird „Shit" oder „Dope" genannt. Es hat beim Konsum, zumeist mit Tabak vermischt als „Joint" geraucht, einen leicht halluzinogenen-euphorisierenden Effekt. In der Szene gilt es als vergleichsweise harmlose Droge. Es intensiviert das sinnliche Erleben, wird von Usern als die Phantasie und Inspiration beflügelnd beschrieben.

Umgang mit der Droge

Erster und wichtigster Schritt für Betroffene und Angehörige ist die Entdramatisierung des Gebrauchs der illegalen Drogen. Am Anfang der Auseinandersetzung mit dem Drogenkonsum sollte so etwas wie eine Bestandsaufnahme stehen. Auf Seiten des Users stellt sich die Frage, wofür bzw. wogegen brauche ich das Suchtmittel? Mache ich mich offen für die Aufklärung über Wirkung und Nebenwirkung, Gesundheitsrisiken und Safer use? Will ich etwas ändern an mir und meinem Lebensstil?

Diese Fragen können allerdings oft nur mit „klarem Kopf" gestellt und beantwortet werden. Ist man „auf Droge", ist eine solche Bestandsaufnahme kaum möglich. Insofern ist dringend eine stationäre, am besten qualifizierte, Entgiftung angesagt. In der Regel ist es heute so, daß kaum mehr der belastende „kalte" Entzug praktiziert wird, sondern sich die Behandler im Krankenhaus nach Kräften bemühen, sehr quälende Auswirkungen des Entzugs oder gar damit verbundene gesundheitliche zusätzliche Risiken zu vermindern. Eine Entgiftung macht aber in der Regel nur Sinn, wenn man wenigstens mit „halbem Herzen" dazu „Ja" sagen kann, d.h., sich einfach einmal Zeit für sich selbst nimmt und mit klarem Kopf und kühlem Herzen schaut, wie es um einen selbst steht und weitergehen soll.

Wer nicht zur Entgiftung bereit ist, sollte sich wenigstens Informationen über gesundheitsschonenden Umgang mit „harten" Drogen verschaffen. Bedeutend sind Safer-use-Infos zum intravenösen Drogengebrauch besonders mit Blick auf die weit verbreiteten Infektionskrankheiten AIDS und Hepatitis. Die beste Variante von Safer-use ist der Verzicht auf das Spritzen von Drogen, und beispielsweise als alternative Gebrauchstechniken das Rauchen, Sniefen oder „Chinesen" anzuwenden, was geringere Gefahren beinhaltet und größere Vorteile bietet. Hierbei ist auch das Risiko von Überdosierung geringer und der Körper besser vor Abszessen und Infektionskrankheiten geschützt.

Neben der Arztpraxis oder der Suchtambulanz eines psychiatrischen Krankenhauses sind sicherlich Drogenberatungsstellen die geeigneten Anlaufadressen. Dort bekommen Betroffene und Angehörige die besten Informationen.

Für Angehörige allgemeinverbindliche Regeln zum Umgang mit einem Drogensüchtigen in Partnerschaft und Familie zu geben, ist schwierig. Zum entdramatisierten Umgang gehört auch der Aufbau einer gewissen „teilnehmenden" Distanz. Gemeint ist damit, daß auch der engagierteste Angehörige in letzter Konsequenz das Schicksal eines Süchtigen nicht wenden kann. Insofern muß er sich selbst schützen. Dies am besten dadurch, daß er sich bei allem Engagement auch abgrenzt, die Grenzen seiner Belastungsfähigkeit und Verfügbarkeit eindeutig klar macht und auch durchhält. Dies ist natürlich oft sehr schwierig. Am besten ist es noch dadurch zu realisieren, daß man eindeutige Regeln des „bis hierher und nicht weiter" formuliert. Für den Alltag übersetzt könnten Handlungsrichtlinien etwa lauten:

☐ Meine Tür ist jederzeit offen für dich, wenn du clean bist, nicht aber, wenn du „auf Droge" bist.
☐ Ich will dich gern mit Rat und Tat unterstützen in allem, was für dich und deine Gesundheit gut ist, nicht aber im Drogenkonsum. Deshalb gebe ich dir dafür auch kein Geld.
☐ Ich dulde in meiner Wohnung keine Drogen. Bring auch keine Bekannten aus der Szene mit nach Hause.
☐ Wenn du etwas gegen den Drogenkonsum tun willst, unterstütze ich dich gern. Ich bin auch bereit, mit in Beratungsstellen zu gehen, ggf. auch an Treffs von Angehörigen Suchtkranker teilzunehmen.
☐ Wenn du es wünschst, halte ich mit dir den Kontakt zu deinem Arzt oder deinem Drogenberater. Wenn ich dies tue, werde ich alles zur Sprache bringen, was mir selbst auf der Seele liegt.
☐ Auf Lügen und Ausflüchte habe ich keine Lust, sag mir bitte die Wahrheit. Daß du mich hintergehst oder gar bestiehlst, werde ich nicht dulden.

Es ist äußerst schwer, diese so einfach klingenden Regeln einzuhalten. Insofern ist Angehörigen Suchtkranker dringend zu raten, sich bei professionellen Helfern, wie Suchtberatern, Psychotherapeuten und Ärzten, Hilfe im Gespräch zu holen.

Menschen mit einer schwerwiegenden Suchtproblematik sind auch nach erfolgreicher ambulanter oder stationärer Entgiftung sehr rückfallgefährdet. Für die Stabilität ist es wichtig, möglichst stabile Lebensverhältnisse im familiären, Wohn-, Arbeits- und Freizeitbereich herbeizuführen. Zur Klärung der eigenen Position raten wir den engen Kontakt zur Beratungsstelle und der bestgeeigneten Selbsthilfegruppe am Ort an. Reicht dies alles nicht aus, so bleibt oft nur eine mehrmonatige Langzeitbehandlung in einer stationären Entwöhnungseinrichtung. Diese wird in der Regel vom Rentenversicherungsträger (BfA/LVA) finanziert. Bei einer solchen umfassenden medizinischen, psycho- und sozialtherapeutischen Behandlung stellt sich zudem häufig heraus, daß es neben der Drogensucht noch eine Reihe anderer schwerwiegender mitbehandlungsbedürftiger psychischer Störungen gibt. Gerade in einem solchen Fall ist eine adäquate psychiatrisch-psychotherapeutische Behandlung auch solcher begleitenden Persönlichkeitsstörungen, affektiven und/oder Angsterkrankungen angezeigt.

Für Ihre Notizen

Gemütserkrankungen

Manisch-depressive Erkrankung (bipolare affektive Störung)

Seite 35–38

? Wen betrifft es und wie?

Manisch-depressive Erkrankungen kommen bei Männern und Frauen etwa gleich häufig vor. Erstmalig macht sich die Erkrankung zumeist zwischen dem 20. und 30. Lebensjahr bemerkbar. Der Begriff „bipolar" meint, daß die Krankheit sich in unterschiedlichen Phasen zwischen zwei augenfällig gegensätzlichen Polen abspielt. Zum einen gibt es Phasen euphorischer Hochgestimmtheit, von unbändigem Tatendrang und von Selbstüberschätzung (bis hin zu maßlos übersteigerten, wahnhaften Größenideen), wobei die Betroffenen oft vieles beginnen und wenig zu Ende bringen. Wie mit dem Tun ist es mit dem Denken: Ein Gedanke jagt den anderen, ohne daß einer zu Ende gedacht wird und die Betroffenen auch einmal innehalten. Sie dulden keinen Widerspruch. Eine Idee in ihren unterschiedlichen Facetten wird nicht kritisch-selbstkritisch abgewogen. Auffällig ist das geringe Schlafbedürfnis in diesen Hochphasen. Gleichzeitig besteht aber auch eine Art Getriebenheit, die den Betroffenen das Unechte ihres Zustandes auch oft selbst vor Augen führt, ohne daß sie sich selbst bremsen könnten. Auch Angehörige und Kollegen habe dazu wenig Chancen. Für sie erscheint es oft so, daß ihre Bedenken zum einen Ohr des Betroffenen hinein und zum anderen hinausgehen, daß jede Nachhaltigkeit völlig verschwunden ist. Die skizzierten Krankheitsphasen der Hochgestimmtheit, des übersteigerten Antriebs, manchmal auch der übersteigerten Reizbarkeit und des schnellen Aufbrausens nennt man „manisch".

Etwas vereinfacht kann das Gegenteil davon als „depressiv" bezeichnet werden. In den depressiven Phasen, dem „negativen" Pol dieser bipolaren Störung, fühlen sich die Betroffenen schwung- und lustlos, schwermütig, matt und abgeschlagen. Es bestehen quälende Ein- und Durchschlafstörungen, jeglicher erfrischender Effekt des Schlafes geht verloren. Auch körperlich fühlen sich die Betroffenen schlecht: Manche klagen über diffuse Befindensstörungen oder gelegentlich auch über umschriebene Schmerzen, z.B. ein Engegefühl im Brustkorb, Atemnot und Herzschmerzen. Der Appetit ist gering, das Essen schmeckt nicht, sexuelle Lust geht verloren. Manchmal sacken die Betroffenen in ihrer Stimmung so tief ab, daß sie jeder Lebensmut verläßt. Es resultiert Selbstmordgefährdung (Suizidalität siehe S. 51).

Die Krankheit in ihren zwei Gesichtern entspricht dem Spruch im Volksmund „Himmelhoch jauchzend, zu Tode betrübt...". Sie bedeutet eine schwere und ernstzunehmende psychische Störung.

Das Vollbild manisch-depressiver Erkrankungen wird von Angehörigen, die diese Störung bei ihren erkrankten Partnern oder Verwandten einige Male mitgemacht haben, oft erkannt. Ungleich schwieriger ist es für die Betroffenen selbst, diese veränderten Zustände als Krankheit zu erkennen. Sie selbst sind mitten drin im Geschehen, sehen sich in der Phase der Manie eher als besonders tatendurstig, voller Ideen und Initiativen als Quelle fast nicht versiegender körperlicher und seelischer Kraft an. Manche Patienten beschreiben den „manischen Kick" fast wie rauschhaft gesteigertes „High-Erleben", das sie nur schwerlich missen möchten. Dies umso mehr, da die Erkrankten immer auch depressive Phasen extremen Antriebsmangels und tiefer Niedergeschlagenheit erlebt haben. Somit ist eine Neigung gut nachvollziehbar, die manischen Phasen gleichsam als eine Art Wie-

Empfehlungen zur Patienteninformation
U. Trenckmann   B. Bandelow
Psychiatrie und Psychotherapie
© Steinkopff Verlag, Darmstadt 1999

dergutmachung, als eine Kompensation für die erlittenen Depressionen anzusehen.

Nicht immer sind bei Menschen mit der Anlage zu manisch-depressiven Erkrankungen die Krankheitsphasen voll ausgeprägt. Öfter gibt es auch abgemilderte Erscheinungen, so daß der Fachmann von subdepressiven oder hypomanen Zuständen spricht. Kommt es vergleichsweise häufig zu solchen Schwankungen, ohne daß die Betroffenen sich für längere Zeit in einer seelischen Mittellinie befinden (dem sog. euthymen Intervall), dann spricht man von Zyklothymie. Wechseln ausgeprägte manische Phasen mit ebenso ausgeprägten depressiven, ohne daß die Erkrankten zwischenzeitlich Phasen mittlerer seelischer Verfassung erleben, spricht man von Rapid Cyclern. Bei den meisten Patienten kommt es aber glücklicherweise im Leben nur zu einigen depressiven und manischen Phasen bei zwischenzeitlicher monate- und jahrelanger völliger Beschwerdefreiheit.

? Was sind die Ursachen?

Bipolare-affektive Erkrankungen haben nichts mit „sich gehen lassen", mit Schuld der Betroffenen oder der Angehörigen, beispielsweise den Eltern, zu tun. Bipolare-affektive Störungen sind anlagebedingte Erkrankungen. Es wird gleichsam eine Art von Schwachstelle im Nervenkostüm vererbt, so daß es den Betroffenen von Zeit zu Zeit nicht gelingt, die seelische Mittellinie zu halten. Weniger als 1% der Bevölkerung weisen eine entsprechende erblich bedingte Bereitschaft (Disposition) zu manisch-depressiven Erkrankungen auf. Enge Verwandte eines Betroffenen sind allerdings einem 10- bis 20mal höheren Risiko ausgesetzt, selbst auch manisch-depressiv zu erkranken. Wenn ein Elternteil also an manisch-depressiver Erkrankung leidet, so hat ein Kind ein um 10 bis 20% erhöhtes Risiko, diese Bereitschaft in sich zu tragen; wenn beide Eltern an manisch-depressiver Erkrankung leiden, steigt das Risiko nochmals an.

Die Anlage, manisch-depressiv zu erkranken, bedeutet, daß zumindest zeitweilig bestimmte körpereigene Botenstoffe im Nervensystem (sog. Neurotransmitter, wie z. B. Noradrenalin und Serotonin), Hormone oder Steroide Unregelmäßigkeiten aufweisen, teils in ihrer Produktion, teils in ihrer Freisetzung oder in ihrem Abbau. Wie bei vielen anderen anlagebedingten sog. endogenen Störungen in der Psychiatrie ist der Arzt durch eine Anzahl weiterführender Untersuchungen auch verpflichtet, seltene andere Ursachen auszuschließen.

? Wie kann vorgebeugt und behandelt werden?

Eine eigentliche Heilung manisch-depressiver Erkrankungen gibt es nicht. Eine Minderheit der Betroffenen hat insofern Glück, daß die Krankheitsphasen, den gesamten Lebensweg betrachtet, nur sehr selten in Erscheinung treten und sich manchmal im Alter ganz verlieren. Darauf kann man sich aber leider nicht verlassen. Es gilt im Gegenteil für die Mehrzahl der Menschen, die die Anlage einer manisch-depressiven Erkrankung in sich tragen, daß sie mit dem Risiko des Rückfalls leben müssen.

Zur Rückfallvorbeugung gibt es einige Verhaltensregeln. Die erste ist natürlich, überhaupt erst einmal anzuerkennen, daß es sich um eine psychische Störung handelt. Dies fällt schon in den depressiven Phasen bzw. im Rückblick auf diese nicht leicht. Die Betroffenen sehen die Schwermut in irgendeiner Weise als begründet an. Für sie ist das, was sie durch die graue Brille der Depression sehen bzw. gesehen haben, als Quelle für ihre Sorge und ihre Bedrückung real und außerordentlich schwerwiegend. Noch schwieriger ist es für die Betroffenen, die Manie als Krankheit zu erkennen. Die Zeit der Manie erscheint einigen selbst noch im Rückblick als eine Zeit des Tatendrangs, des Selbstbewußtseins, als ein geradezu grandioses Feuerwerk an Ideen und Taten. Daß diese Zeiten für Kollegen, Verwandte und Partner schwer auszuhalten waren, ist für den Betroffenen kaum nachvollziehbar. Gleichwohl sollte man in den „ruhigen Zeiten" danach das offene Gespräch suchen. In der akuten Krankheit selbst ist dies nur schwer möglich.

Gibt es bei dem Betroffenen so etwas wie „Krankheitsbewußtsein", d. h. eine Art von Einsicht, sich in schlechter seelischer Verfassung befunden zu haben, ist ein wichtiger erster Schritt getan. Betroffene, Angehörige und Arzt können gemeinsam versuchen, im Nachhinein die Situationen zu erkennen, in denen Streßfaktoren eine Entgleisung der seelischen Verfassung (mit-)bedingt haben. Manchmal gelingt es, über die Situationsanalyse dieses oder jenes zu klären. Dann können für die Zukunft Vorkehrungen getroffen werden, beispielsweise im Sinne einer Entlastung oder Streßreduktion. Mit Hilfe eines Psychotherapeuten werden neue Verhaltensweisen zur Bewältigung stressiger Situationen entwickelt. Manchmal ist dies auch nicht möglich, weil die Krankheitsphasen (wie bei anlagebedingten Störungen leider zu erwarten) ohne besondere provozierende Situationen eintreten.

Ferner ist es sinnvoll, im ruhigen Gespräch zu klären, ob, und wenn ja, welche Vorpostensymptome einer manischen oder depressiven Krankheitsphase Woche oder Tage vorher zu beobachten waren. Manche Patienten beschreiben eine vorausgehende Zeit innerer Anspannung, andere der Nervosität, die sich vielleicht in vermehrtem Zigarettenkonsum äußerte; wieder andere berichten von späterem oder früherem Zubettgehen als gewohnt. Diese Warnzeichen können zwar nicht verallgemeinert werden, aber es lohnt sich doch, eine Art individueller Check-Liste aufzustellen und gemeinsam im Familienkreis durchzusprechen. Für den Fall einer erneuten Krankheitsphase sollten in guten Tagen auch einige Verabredungen getroffen werden, so können Betroffene z. B. jemandem eine Art von Vertrauensvorschuß geben, damit er dann Arztbesuch, Medikamenteneinnahme und ggf. auch Krankenhausbehandlung veranlassen kann.

Es gibt seit Jahrzehnten bewährte Medikamente, die das Rückfallrisiko der manisch-depressiven Erkrankung deutlich vermindern, wenn auch nicht gänzlich aufheben können. Am längsten darin bewährt, die Krankheitsphasen und ihre Ausprägung zu verringern, ist Lithium (siehe S. 115). Allerdings ist nur eine Minderheit der Patienten, die regelmäßig und in ausreichender Dosis Lithium einnehmen, wirklich gänzlich vor einem Krankheitsrückfall gefeit. Es trifft aber immerhin für einen großen Teil der Erkrankten, die prophylaktisch Lithium einnehmen, zu, daß sie seltener und geringer ausgeprägt erneut krank werden.

In den letzten Jahren sind zwei weitere Medikamente zur Rückfallvorbeugung hinzugekommen. Beide gelten schon seit längerem auch in der Behandlung von Epilepsien bekannt als wirksam. Es handelt sich um Carbamazepin und Valproinsäure (siehe S. 117). Da manisch-depressive Krankheitsphasen viel Leid über die Betroffenen und ihre Familien bringen, manchmal aber auch Beruf und soziale Existenz gefährden, sollte eine medikamentöse Vorbeugung (Prophylaxe) in aller Regel erwogen werden. Die Medikamenteneinnahme bedingt aber eine beständige Konsultation des behandelnden Arztes mit regelmäßig wiederkehrenden Blutentnahmen zur Laborkontrolle, u. a. um den jeweils wirksamen Spiegel des Medikaments im Blut zu bestimmen.

Wichtig für alle von manisch-depressiver Krankheit Betroffenen ist es, zu wissen, daß diese Störung bei den allermeisten Menschen außerhalb der akuten Krankheitsphasen keine gravierenden Beeinträchtigungen mit sich bringt; Intellekt und Persönlichkeit erleiden keinen dauerhaften Schaden. Lebensfreude, Genuß- und Arbeitsfähigkeit bleiben erhalten.

? Was ist in der akuten Krankheitsepisode und bei fehlender Krankheitseinsicht zu tun?

In den „guten" Zeiten zwischen akuten Krankheitsphasen ist es in der Regel möglich, in ein Dreiergespräch zwischen Patient, Angehörigem und Arzt einzutreten und Sichtweisen der Erkrankung gegenseitig widerzuspiegeln und auszutauschen. In der akuten Krankheit sind die Betroffenen oft sehr viel schwerer erreichbar. In den Phasen schwerer Depression glauben die Betroffenen nicht, daß man etwas gegen die Schwermut tun kann, daß Hilfe möglich ist. Alles wird durch die dunkelgetönte Brille der Depression gesehen, alles ist hoffnungs- und perspektivlos.

In den manischen Krankheitsphasen glauben die Betroffenen nicht, daß etwas dagegen getan werden sollte. Vielmehr seien es die anderen, die sich endlich einen Ruck geben, ihre Zweifel hinter sich lassen und bei den (übersteigerten) Aktivitäten des Erkrankten mitmachen sollten.

Dem geduldigen Arzt, dem einfühlsamen Therapeuten, dem Angehörigen, der die schwierige Balance zwischen Distanz und Nähe halten kann, gelingt es wohl manchmal, eine tragfähige vertrauensvolle Beziehung immer wieder aufs Neue aufzubauen und so eine Kooperativität im Behandlungsprozeß zu erreichen. Die Erkrankten willigen gelegentlich als eine Art von Vertrauensvorschuß an ihre Nächsten in eine Behandlung ein, deren Zweck sie eigentlich im Moment nicht einsehen können (Depression) oder wollen (Manie). Manchmal ist aber so erhebliche Gefahr im Verzug, daß es erforderlich ist, sich über die Ablehnung des Betroffenen und dessen erklärten Willen hinwegzusetzen. Ist beispielsweise die Depression so quälend, daß jeglicher Lebensmut verloren gegangen ist und Selbstmordgefahr besteht, bleibt manchmal nur der Weg geschlossener klinisch-psychiatrischer Behandlung auf der Rechtsgrundlage des Psychischkranken-Hilfegesetzes, d.h., die sog. Zwangseinweisung (siehe S. 161). Bei manischen Erkrankungen ist eine Behandlung gegen den Willen der Betroffenen schwieriger. In der Regel sind in manischen Krankheitsphasen Leib und Leben der Betroffenen nicht gefährdet (was die Voraussetzung für zwangsweise Behandlung nach dem Psychischkranken-Hilfegesetz ist). In der manischen Antriebsenthemmung kann es aber zu völlig unsinnigen Kaufentscheidungen kommen, kritiklos geschlossenen Verträgen oder anderen ruinösen geschäftlichen Aktivitäten. Hier muß manchmal als letzter Ausweg die Einleitung einer Betreuung (früher Vormundschaft) erwogen werden (siehe S. 157) bzw. die Geschäftsfähigkeit in Frage gestellt werden.

Manie

Seite 39–42

? Welche Problematik besteht?

Deprimiertheit, Apathie, Niedergeschlagenheit und krankhafte Grübeleien assoziieren viele Menschen mit der Erkrankung Depression. Es gibt aber auch die gegenteilige psychische Störung. Nur ist dieses Gegenteil, vom Psychiater Manie genannt, gerade für die Betroffenen viel schwieriger als Erkrankung zu erkennen. Im Gegenteil fühlen sich die Betroffenen oft besonders leistungsstark, „hellwach", ideenreich und voller Tatendrang.

? Wie sind Verhalten und seelisches Befinden (Symptomatik)?

So wie bei den Depressionen das Gemüt, bildlich gesprochen, „untertourig", schwerfällig läuft, der Mensch bedrückt, niedergedrückt ist, gibt es, resultierend aus Störungen in den gleichen Hirnarealen (dem sog. limbisch-dienzephalen System), auch eine Überdrehtheit, verbunden mit Hektik, scheinbar unbändiger Schaffenskraft, unvorsichtiger Risikobereitschaft und gehobener Stimmung. Dieser gleichfalls krankhafte Zustand des Nervensystems ist besonders in seinen milden Ausprägungen für die Betroffenen und die Umwelt nicht immer als Krankheit zu identifizieren. Erkrankte fühlen sich voller Leben, energiegeladen, spritzig, diskussionsfreudig und schlagfertig. Sie ermüden fast gar nicht, kommen tatsächlich mit nur wenigen Stunden Nachtschlaf aus. Vieles wird begonnen, aber mit zunehmender Ausprägung der Erkrankung immer weniger zu Ende gebracht. Die Betroffenen kommen von „Hölzchen auf Stöckchen".

Widersprechen Angehörige oder Kollegen, so haben diese fast keine Chance zu korrigieren oder gar das aus ihrer Sicht überzogene Tun zu bremsen. Manie bedeutet nämlich keinesfalls immer nur gehobene Stimmung und die Heiterkeit eines Conférenciers, sondern auch schnelle Gereiztheit bei Widerspruch und Unduldsamkeit. Die Familien Erkrankter sind oft von deren Umtriebigkeit erschöpft, des Übermaßes an Aktivität müde. Man sagt sich eine Menge unangenehmer Wahrheiten. Da Manien die intellektuellen Fähigkeiten nicht berühren, geht es bei den hitzigen Diskussionen auch gezielt „zur Sache". Der Appetit ist hervorragend; sexuelle Lust und erotischer Tatendrang sind häufig gesteigert. Selbstsicherheit geht in Selbstüberschätzung über.

? Was sind die Ursachen?

Manien sind psychische Erkrankungen, die ihre Ursache in einer zumeist anlagebedingt erhöhten Störbarkeit bestimmter Strukturen, v.a. im Zwischenhirn des Menschen, (dem sog. limbisch-dienzephalen System) haben. Diese Areale im Gehirn funktionieren, vereinfacht gesprochen, wie ein Stimmungs-Antriebsgenerator und geben allem Erleben des Menschen eine affektive Einfärbung. Eine Art von Überfunktion dieser Systeme bewirkt eine unkritisch gehobene Stimmung und eine Enthemmung des psychischen Antriebs. Vorsicht und die Fähigkeit, einmal nachdenklich innezuhalten, die Ruhe zu bewahren, gehen verloren. Manie ist Krankheit, nicht etwa Unart oder böser Wille: Nur ist dies sowohl für die Erkrankten selbst als auch für ihre Angehörigen schwer zu erkennen. Unbe-

---

Empfehlungen zur Patienteninformation
U. Trenckmann   B. Bandelow
Psychiatrie und Psychotherapie
© Steinkopff Verlag, Darmstadt 1999

handelte Manien dauern in der Regel 2–4 Monate. Manchmal treten manische Erkrankungen in unmittelbarem oder zeitlich versetztem Zusammenhang mit depressiver Herabgestimmtheit auf. Dann spricht man von manisch-depressiver Psychose bei erheblicheren Ausprägungsgraden oder von Zyklothymie bei geringer ausgeprägtem, aber dafür sehr häufigem Wechsel von überdrehter Hochstimmung und depressiver Verstimmung.

? Was ist die Rolle der Angehörigen?

Angehörige sind in einer schwierigen Position. Gerade zu Beginn manischer Erkrankungen sehen die Betroffenen den gesteigerten Tatendrang und ihre scheinbar unerschöpflichen seelischen Energien als Zeichen großer Leistungsfähigkeit, glauben, nun endlich einmal alles anpacken zu können, was sie schon immer tun wollten. Die Betroffenen sind nicht zu bremsen. Einen Gesprächszugang findet man manchmal darüber, daß auch die Erkrankten bemerken, daß sie irgendwie nicht in ihrer „normalen" seelischen Verfassung sind, daß sie so etwas wie Hektik und Getriebenheit auch selber verspüren. Insofern ist es manchmal möglich, ein gewisses Gefühl für Krankheit zu erzeugen, dies umso eher, wenn die Betroffenen schon mehrfach erkrankten und man in gesunden Tagen über die Störung gesprochen hat und eine Art von Verhaltensplan für den Krankheitsrückfall vereinbart hat.

Kommt die manische Krankheitsepisode sehr rasch und ist sie sehr ausgeprägt, dann sind die Betroffenen für Argumente kaum oder überhaupt nicht mehr erreichbar. Im Extremfall bleibt nur die Behandlung gegen den Willen der Erkrankten. Weil in der Regel mit manischen Erkrankungen aber keine direkte und unmittelbare Gefahr für Leib und Leben der Betroffenen oder für Dritte einhergeht, scheidet die sog. Zwangseinweisung (das heißt die Unterbringung nach dem Psychischkranken-Hilfegesetz, siehe S. 161) aus. Es bleibt als Rechtsgrundlage für eine (geschlossene) Behandlung gegen den Willen der Betroffenen im Krankenhaus nur die Einleitung einer Betreuung auf dem Eilwege nach dem Betreuungsrecht (siehe S. 157). Eine Gefahr für sich selbst und andere können manisch erkrankte Autofahrer bedeuten.

Durch die krankheitsbedingte Fahrigkeit, durch Hektik und Unkonzentriertheit ist Fahrtauglichkeit nicht gegeben. Halten sich die Betroffenen nicht an ein Fahrverbot (was leider oft der Fall ist), muß ggf. auch zwangsweise Klinikunterbringung nach PsychKG erwogen werden.

? Welche Behandlungsmöglichkeiten gibt es?

Manien sind anlagebedingte (d.h. endogene) Erkrankungen, die mit Störungen in der Biochemie und Elektrophysiologie bestimmter Hirnareale einhergehen. Folglich liegt das Schwergewicht der Behandlung akuter manischer Zustände bei antipsychotischen Medikamenten (Neuroleptika, siehe S. 115) und bei Lithium (siehe S. 119). Die Schwierigkeit ist, daß gerade diese Medikamente zur Wirkung eine relativ regelmäßige Einnahme voraussetzen, wozu die Betroffenen u. U. wegen fehlender Krankheitseinsicht nicht bereit sind. Die Medikamente haben, wie viele wirksame Arzneien, auch einige Nebenwirkungen. In der Regel werden diese von den Betroffenen erheblich stärker erlebt, als man es entsprechend der Wirkweise der Medikamente erwartet. Das hat vermutlich seine Ursache darin, daß die Erkrankten schon das Ausbremsen auf ein „normales" seelisches Antriebsniveau als Beeinträchtigung wahrnehmen.

Manisch-depressive Erkrankungen hinterlassen nach dem Abklingen einer akuten Krankheitsphase in aller Regel kaum Störungen im Gefühlsbereich, im Denken, bei Aufmerksamkeit, Konzentration und Intellekt. Gerade in dieser gesunden Zeit ist es wichtig, die Behandlungsschritte für den Fall eines Krankheitsrückfalles ebenso zu besprechen wie die Notwendigkeit einer rückfallvorbeugenden medikamentösen Dauerbehandlung. Ohne eine solche Rückfallvorbeugung besteht ein erhebliches Risiko, wieder manisch (und depressiv) zu erkranken. Seit Jahrzehnten gibt es gesicherte positive Erfahrungen mit Lithium-Salzen (die sog. Lithium-Phasenprophylaxe) und mit bestimmten (u. a. auch antiepileptisch) wirksamen Medikamenten wie Carbamazepin und Valproinsäure.

Eine Psychotherapie im engeren Sinne ist bei Manien nicht notwendig. Allerdings ist es wichtig, mit den Erkrankten im Sinne einer Krankheitsbewältigung Rückfallvorbeugung und möglicherweise stressende Situationen zu besprechen. Manisch gefährdete Menschen sollten in besonderer Weise pfleglich und vorsichtig mit sich umgehen, sich gleichermaßen vor Über-, aber auch vor Unterforderung schützen. Wenn irgend möglich sollte das Familienklima offen und verständnisvoll füreinander sein, durchaus auch mit der Chance, Probleme anzusprechen und auszudiskutieren, ohne daß gegenseitige Verletzungen, Vorwürfe, Schuld- und Schamgefühle zurückbleiben. Dies ist manchmal deshalb nicht einfach, weil die Betroffenen in den manischen Krankheitsphasen „viel Porzellan" zerschlagen haben, z.B. indem sie es im manisch-übersteigerten Antrieb haben an Takt und Anstand fehlen lassen, daß sie nicht behutsam genug mit den Familienmitgliedern umgegangen sind; oft existieren aber auch ganz handfeste Probleme dadurch, daß in der Manie häufig auf „großem Fuß" gelebt wird und zuviel Geld ausgegeben wurde. Den resultierenden Schaden hat häufig die gesamte Familie auszubaden.

Für Ihre Notizen

Dysthymie (chronische depressive Verstimmung)

Seite 43–44

? Welche Beschwerden treten auf?

Die Betroffenen klagen, daß sich ihr Leben wie unter einem „Grauschleier" abspielt. Den überwiegenden Teil des Jahres fühlen sie sich matt, apathisch und lustlos. Auch die Verrichtungen des Alltags sind für sie mit Anstrengungen verbunden, oft stört sie die sprichwörtliche „Fliege an der Wand". Fast nichts interessiert wirklich, sowohl die Fähigkeit zu echter Freude als auch zu mitfühlender Traurigkeit sind verloren gegangen. Ebenso ist die Genußfähigkeit erlahmt (Anhedonie). Nichts geht dem depressiv verstimmten Menschen mit Leichtigkeit von der Hand.

? Wie ist Dysthymie zu anderen Formen der Depressionen abzugrenzen?

Die beschriebene chronisch-depressive Verfassung ist hauptsächlich von anderen Depressionsformen abzugrenzen (siehe S. 33), zudem von allgemeinen Befindensstörungen, die chronische körperliche Krankheiten begleiten, und sie sollte vor allem nicht als ein Charakterfehler, als ein „Nicht wollen" fehlgedeutet werden. Der wichtigste Unterschied zu den meisten anderen Depressionsformen liegt darin, daß es sich bei den Dysthymien um lang andauernde Verstimmungszustände handelt. Die meisten anderen Depressionen verlaufen episodisch; Zeiten guter Verfassung (euthyme Intervalle) wechseln mit Perioden schlechter Befindlichkeit, d.h., mehr oder minder abgegrenzten Phasen der Schwermut. In ihrem Schweregrad entsprechen Dysthymien leicht- bis mittelgradigen, in Phasen auftretenden (rezidivierenden) depressiven Episoden. Sie beginnen wie viele andere Depressionsformen auch im frühen Erwachsenenalter und dauern dann viele Monate, Jahre, manchmal lebenslang. Da die Störung das ganze Seelenleben erfaßt, sich lähmend auf viele Reaktionen und Verhaltensweisen eines dysthym erkrankten Menschen legt, ist letztlich die gesamte Persönlichkeit betroffen. Deshalb sprach und spricht man auch von depressiven oder psychasthenischen Persönlichkeitsstörungen.

? Wie sollen sich die Angehörigen verhalten?

Wie bei vielen anderen psychischen Störungen auch sind Partner und Familienangehörige durch die Auswirkungen des chronischen Gemütsleidens Dysthymie mitbetroffen. Versuche, den Erkrankten mit schönen gemeinsamen Erlebnissen freudig zu stimmen, bleiben ähnlich erfolglos wie Appelle, sich „nicht hängen zu lassen" oder sich doch einmal „zusammenzureißen". Es ist gerade das Problem chronisch-depressiver Verstimmungszustände, sich nicht freuen zu können, kein lebhaftes Interesse für dieses oder jenes aufzubringen. Auch haben Dysthymien nichts mit fehlendem Willen zu tun, „sich einen Ruck zu geben". Es handelt sich nun einmal um einen chronischen depressiven Erschöpfungszustand!

Im nachfolgend erläuterten Behandlungsprozeß gelten für Angehörige folgende Verhaltensregeln:
- Dysthymien sind Gemütsleiden, das heißt eine „Krankheit".
- Für die psychische Störung können weder sie als Angehöriger noch der Erkrankte etwas.

- Im Rahmen der medikamentösen Therapie und Psychotherapie wird sich langsam der bleierne Nebel über dem Gemüt lichten. Erste Initiativen sollten Sie behutsam begleiten, stützen und unterstützen. Vermeiden Sie aber überfordernde Anforderungen.
- In dem Maße, wie sich die depressive Lähmung aller Aktivitäten vermindert, wird Ihr genesender Angehöriger Eigeninitiativen entfalten.

? Wie kann die Erkrankung behandelt werden?

Dysthymien haben wie viele andere Depressionsformen keine einheitliche Ursache (Ätiologie). Anlagefaktoren spielen ebenso eine Rolle wie Persönlichkeit, Lebensgeschichte und Lebenssituation. Entsprechend vielschichtig sind die Behandlungsansätze. Die mit den depressiven Verstimmungen einhergehenden Störungen in Biochemie und Elektrophysiologie bestimmter Strukturen, vor allen Dingen im Zwischen- und Mittelhirn, erfordern eine Behandlung mit geeigneten antidepressiven Medikamenten (siehe S. 111, 119). Diese Substanzen führen dazu, daß Defizite in körpereigenen Stimmungssubstanzen ausgeglichen und dadurch der seelische Antrieb, die Gemütsverfassung und die allgemeine Befindlichkeit wieder normalisiert werden. Weil es letztlich um die Wiederherstellung eines biologischen „Normalzustandes" geht, ist bei der Wahl geeigneter Medikamente nicht zu befürchten, daß die Betroffenen von Antidepressiva abhängig werden. Vielmehr sind dysthym Erkrankte durch die Medikamente überhaupt erst in der Lage, ihr Leben wieder aktiv selbst in die Hand zu nehmen, bestimmte belastende Situationen zu erkennen und zu verändern. Dazu bedarf es der psychotherapeutischen Unterstützung.

Die nachfolgend aufgeführten Psychotherapieverfahren haben sich in besonderer Weise bewährt:
- integrierte psychologische Therapie,
- Verhaltenstherapie,
- kognitive Behandlungsverfahren.

Neben speziellen psychotherapeutischen Interventionstechniken gibt es bei Dysthymien auch einige allgemeine Verhaltensregeln. Die Betreffenden sollten nach der psychischen Stabilisierung darauf achten, eine hinreichende Balance zwischen Anspannung und Entspannung zu finden, belastende und insbesondere überlastende Alltagssituationen zu erkennen und gemeinsam mit dem Behandler Alternativen durchsprechen, wie sie künftig mit dieser oder jener Situation umgehen wollen. Wichtig ist es, sich Zeiten zu gönnen, in denen sich, bildlich gesprochen, die „seelischen Batterien aufladen" können. Menschen mit der Neigung zu depressiven Verstimmungszuständen sind häufig wenig geübt, eigene Bedürfnisse, Stimmungen und Bestrebungen zu erspüren, diese deutlich zu formulieren und in der Konsequenz in ihren Handlungen einiges für sich selbst zu tun.

Aus der Erfahrung der Erkrankung abgeleitet sollten Menschen mit der Neigung zu chronisch-depressiven Verstimmungszuständen aber auch auf frühe Warnzeichen erneuter psychischer Verstimmung achten. Gemeinsam auch im Gespräch mit den nächsten Angehörigen sollten solche Zeichen einer Überforderung oder depressiven Verstimmung für alle Beteiligten eindeutig herausgearbeitet werden. Ein erneutes Auftreten muß dann dazu Veranlassung geben, daß die Krankheit nicht erneut verschleppt, sondern möglichst vom Beginn an konsequent behandelt wird.

Herbst-Winter-Depression (saisonalabhängige Depression)

Seite 45–46

? Was ist eine Herbst-Winter-Depression?

Viele Menschen kennen es: In der „grauen" Jahreszeit sind sie weniger unternehmungslustig. Der morgendliche Start in den Tag fällt schwerer, das Ruhebedürfnis steigt.

Bei einigen Menschen haben jahreszeitliche Schwankungen des seelischen Antriebes, der gemütsmäßigen Verfassung und des Ruhe- bzw. Schlafverhaltens jedoch Krankheitswert. Je nach individueller Disposition, geographischem Breitegrad des Wohnortes (dunkler Norden, heller Süden) und individuellem Lichtverhalten (Anzahl der Stunden, die jemand im Freien verbringt; Lichtmuffel!) gibt es Menschen, die die psychiatrischen Kriterien für eine behandlungsbedürftige, saisonalabhängige Depression erfüllen. Betroffene wissen oft recht genau, daß sie im Herbst/Winter subdepressiv oder depressiv verstimmt sind, während in aller Regel im Frühjahr/Sommer eine gute, manchmal sogar gehobene tatendurstige seelische Verfassung besteht. Bei der Diagnosestellung „saisonalabhängige Depression" (sad = englisch: traurig) sollten depressive Phasen außerhalb saisonaler Gebundenheit die seltene Ausnahme sein. Neben den typischen Depressionssymptomen wie Schwermut, Niedergeschlagenheit, Antriebsminderung und Interessensverlust treten bei Herbst-Winter-Depressionen einige charakteristische Symptome hinzu:

- Zunahme des Appetits, insbesondere auf Kohlenhydrate, statt des bei anderen Depressionsformen auftretenden Appetitmangels;
- Gewichtszunahme, statt der bei sonstigen Gemütsleiden zu beobachtenden Abnahme des Körpergewichtes;
- Verstärktes Schlafbedürfnis ohne Erholungseffekt, während bei vielen anderen Depressionsformen Ein- und Durchschlafstörungen verzeichnet werden.

? Welche Hypothesen für ihre Entstehung gibt es?

In sich geschlossene, widerspruchsfreie Theorien zur wissenschaftlichen Erklärung gibt es nicht. Wir wissen aber, daß am Augenhintergrund bestimmte Empfängerzellen (Rezeptoren) auf gewisse Spektralanteile im Sonnenlicht (weißes, fluoreszierendes Licht) ansprechen und über Nervenreize bzw. Botenstoffe das Gehirn stimulieren hinsichtlich eines dem Tag-Nacht-Rhythmus angepaßten Aktivitätsgrades, aber auch hinsichtlich jahreszeitlicher Rhythmen. Ein kleiner Zellhaufen über der Kreuzung des Sehnervs (suprachiasmatischer Nucleus im Hypothalamus) scheint eine Art von Schrittmacherfunktion für solche Körperrhythmen zu haben. Die von der Netzhaut eingehenden und hier verschalteten Signale gehen unter anderem zur Zirbeldrüse (Epiphyse), wo das Hormon Melatonin erzeugt wird. Nächtliche Melatoninausschüttung signalisiert dem Körper Ruhe und Schlaf.

Es spricht einiges dafür, daß bei Menschen mit Herbst-Winter-Depression körpereigene Tag-Nacht-Rhythmen (sog. zirkadiane Rhythmen) gestört sind. Allerdings scheint der Schlüssel zum Verständnis dieser Störung nicht allein in einer gestörten Melatoninsekretion zu liegen. Heute spricht vieles für komplizierte Einflüsse verschiedener Neurotransmitter. Insbesondere steht das Serotonin, ein wichtiger Botenstoff im Gehirn, für falsch funktionierende Regulationssysteme im Bereich der Affekte und des Schlafes im Mittelpunkt wissenschaftlicher Aufmerksamkeit.

? Welche Behandlungsmöglichkeiten gibt es?

Gemütsmäßigen Verstimmungszuständen, wie sie viele Menschen kennen, mit herabgemindertem Elan, starkem Schlafbedürfnis und niedergeschlagener Stimmung sollte eher psychohygienisch begegnet werden. Sogenannte Stubenhocker können mit diesem „Verhalten" ein Wintertief provozieren oder, umgekehrt, mit täglich 1–2 Stunden Spaziergang im Sonnenlicht viel für sich tun.

Dies gilt natürlich auch für Menschen mit Herbst-Winter-Depression, wenn auch zusätzlich weitere Therapien erforderlich sind. Besonders effizient (und nebenwirkungsarm) ist Lichttherapie (siehe S. 151). Mit Lichttherapie-Geräten werden für 40–100 Minuten täglich Lichtreize hoher Intensität in Form von weißem fluoreszierendem Licht (sog. Bright Light) angeboten. Für gewöhnlich sprechen zwei Drittel aller Menschen mit saisonaler Depression nach wenigen Tagen oder zumindest innerhalb von zwei Wochen positiv auf Lichttherapie an. Auf keinen Fall sollte man aber zur Selbstbehandlung UV-Licht von Bräunungslampen in Sonnenstudios verwenden.

Im Falle des Therapieversagens oder parallel zur Lichttherapie empfehlen sich offenbar besonders selektive Serotoninwiederaufnahmehemmer als wirksame Antidepressiva. Neuere Forschungsergebnisse deuten zudem darauf hin, daß bei der Lichttherapie die Höhe des Serotoninspiegels im Gehirn positiv beeinflußt wird, so daß von additiven Effekten bei einer Kombination von Lichttherapie mit serotonen Pharmaka ausgegangen werden kann.

Depression (major depression)

Seite 47–50

? Wie erkennt man eine Depression (Symptomatik)?

Im alltäglichen Sprachgebrauch wird der Begriff „depressiv" häufig verwandt, wenn Menschen zu etwas keine Lust haben, „nicht gut drauf sind" oder eine Situation, beispielsweise im Beruf, als unbefriedigend empfinden. Depression im medizinischen Sinn ist etwas anderes. Sie ist eine sehr ernsthafte und durch eine bestehende Selbstmordgefährdung oftmals lebensgefährliche Erkrankung. Der Betroffene braucht in jedem Fall Hilfe. Dazu muß die Erkrankung erst einmal als solche erkannt werden. Wichtige Anzeichen sind schwere gemütsmäßige Verstimmung, Hoffnungslosigkeit, das Gefühl innerer Leere, Konzentrationsstörungen und Neigung zum Grübeln. Die Antriebsstörungen weisen manchmal eine recht charakteristische Rhythmik auf, z. B. eine besonders starke Ausprägung am Morgen (Morgentief). Vorangegangen ist dann oft eine Nacht mit erheblichen Ein- und Durchschlafstörungen, in der die Betroffenen den folgenden Tag herbeigesehnt haben, dann aber nicht die Kraft zum Start in diesen neuen Tag finden, ja selbst Mühe haben, die Morgentoilette zu verrichten. Neben den bereits erwähnten Grübeleien über alles und jedes, gibt es auch Depressionen, bei denen sich die Erkrankten erhebliche Schuldvorwürfe machen, manchmal in (wahnhaft) unkorrigierbarer Weise überzeugt sind, sich extrem falsch verhalten zu haben oder auch bezüglich der eigenen Situation nur noch schwarz sehen, d.h., Armut, Krankheit und Siechtum als einzige gewisse Perspektive für sich annehmen. Das deprimierte seelische Befinden legt sich vielfach auch auf das Körpergefühl (sog. vitalisierte Depression). Die Betroffenen fühlen sich dann matt, abgeschlagen, ganz allgemein krank, wie man es etwa bei Krebsleiden oder schweren allgemeinen Infekten kennt. Es kann aber auch zu umschriebenen Schmerzen, beispielsweise im Kopf-Brust-Bereich oder Unterleib kommen. Diese führen anfangs den Arzt oft auf die falsche Fährte, zumal auch die Betroffenen selbst überzeugt sind, daß sie „etwas haben".

? Wie häufig sind Depressionen – wie verlaufen sie?

Depressionen, auch ausgeprägter klinischer Schweregrade, sind keine seltene Störung. Mehr als 10, vielleicht sogar bis 20% aller Menschen machen mindestens einmal in ihrem Leben eine schwere, behandlungsbedürftige depressive Phase durch; nur wird diese oft nicht erkannt. Selbst im Fall der richtigen Diagnose werden immer noch nur die Hälfte der Fälle angemessen behandelt. Frauen sind doppelt so häufig wie Männer betroffen. Bei einem kleinen Teil der Depressiven, vielleicht jedem zehnten, gibt es auch irgendwann einmal im Leben Phasen von Antriebsenthemmung, Hektik, überschießenden Aktivitäten. Man spricht dann von manisch-depressiver Erkrankung (siehe S. 35). Nicht immer sind Depressionen mit Apathie und Erlahmen des seelischen Antriebs verbunden. Manchmal sind Depressive auch sehr unruhig, „nervig" für sich und ihre Familien. Früher sprach man recht drastisch von „Jammerdepression". Gerade diese Depressionsform wird häufig von den Betroffenen und ihren Verwandten, Angehörigen und Partnern nicht erkannt, sondern als ein Charakterfehler angesehen.

Empfehlungen zur Patienteninformation
U. Trenckmann   B. Bandelow
Psychiatrie und Psychotherapie
© Steinkopff Verlag, Darmstadt 1999

? Wie entsteht eine Depression (Ätiologie und Pathogenese)?

Es gibt unterschiedliche Ursachen, wobei gerade die schweren Depressionsformen von Typ der major depression am häufigsten anlagebedingt sind. Die Betroffen weisen in bestimmten Strukturen des Gehirns (dem sog. limbisch-dienzephalen System im Zwischenhirn) Störungen unter anderem des Stoffwechsels bestimmter Botenstoffe wie Serotonin und Noradrenalin auf. Durch diese Stoffwechselstörung sinkt die Fähigkeit, Empfindungen wie Freude und Zufriedenheit zu verspüren, seelischen Elan zu entwickeln oder auch einmal abzuschalten („alle fünfe grade sein zu lassen"). In „ruhigen" Phasen des Lebens muß sich diese anlagebedingte Schwäche aber nicht bemerkbar machen. Treten zusätzliche „stressige" Ereignisse hinzu, können diese zu einer Überforderung der labilen Systeme im Gehirn führen. Man spricht im Falle einer solchen Verursachung der depressiven Erkrankungsphase von „reaktiv". Schließlich kann es aber auch sein, daß schwerwiegende organische Erkrankungen wie Durchblutungsstörungen, Entzündungen oder Tumoren die entsprechenden Strukturen im Gehirn in Mitleidenschaft ziehen, dann spräche man von „organisch bedingten" Depressionen. Bei den depressiven Störungen älterer Menschen, der sog. Altersdepression, greifen oft alle genannten Ursachenkomplexe ineinander, so daß eine Entscheidung, inwieweit der Alterungsprozeß des Gehirns, Anlagefaktoren und lebensgeschichtliche reaktive Faktoren, beispielsweise die Trauer über den Verlust des Lebenspartners, im einzelnen für die Altersdepression in Frage kommt, gar nicht möglich ist.

? Wie wirkt sich Streß auf die Depression aus?

Im letzten Abschnitt wurde dargestellt, daß ursächlich für die Entstehung einer Depression häufig biologische, soziale und psychische Faktoren ungünstig zusammenspielen. Ein einziges schwerwiegendes Lebensereignis vermag in aller Regel allerdings keine Depression auszulösen. Manchmal kommt es aber z. B. durch den Verlust eines geliebten Menschen zu einer verlängerten Trauerreaktion. Für das Zustandekommen einer Depression bzw. einer depressiven Entwicklung bedarf es aber i. allg. länger anhaltender „stressiger" Lebensumstände. Heute weiß man, daß andauernde soziale und psychische Belastungen im Elternhaus, in der Partnerschaft und im Beruf bei sensiblen Menschen mit einem Anstieg an Streßhormonen einhergehen. Bildlich gesprochen „bombardieren" die Streßhormone die bereits erwähnten Strukturen im Zwischen- und Mittelhirn des Menschen, die für eine ausgeglichene seelische Stimmung, angemessene gemütsmäßige Ansprechbarkeit und gesunden Elan wichtig sind. Unter dem Einfluß eines hohen Spiegels an Streßhormonen kommt es auf lange Sicht zu einer Störung bei den wichtigen Botenstoffen (Neurotransmittern) Serotonin und Noradrenalin. Es spricht auch einiges dafür, daß die Angriffspunkte dieser Botenstoffe (sog. Rezeptoren) durch Streßhormone gleichsam abstumpfen und weniger empfindlich sind. Im nachfolgenden Abschnitt über die Behandlung wird deshalb informiert, welche therapeutischen Hilfestellungen es gibt, damit Menschen, die an einer Depression erkrankt sind, keinen Rückfall erleiden.

? Wie kann eine Depression behandelt werden?

In der Akutphase einer Depression liegt das Schwergewicht der Therapie auf der Seite der medikamentösen Behandlung mit Antidepressiva. Die „seelischen Batterien" bei depressiven Menschen sind völlig erschöpft. Auch beim besten Willen ist ein „Start" in den Alltag nicht möglich. Im Gegenteil ist es sogar eher schädlich, die letzten Kräfte zu mobilisieren, sich und den anderen so etwas wie „Normalität" vorzuspielen. Depressionen sind schwere Erkrankungen. Der depressiv erkrankte Mensch muß entlastet werden und braucht alle Unterstützung vom Arzt und den Angehörigen. Wie ein Auto nicht mit leeren Batterien starten kann, so kann auch der depressive Mensch nicht durch Willenskraft die Schwermut überwinden. Antidepressiva (siehe S. 119) sind Medikamente, die ein gestörtes seelisches Gleichgewicht und eine gestörte Biochemie in bestimmten Strukturen des Gehirns wieder einregulieren helfen. Insofern sind Antidepressiva auch nicht „Chemie für die Seele". Sie sind Substanzen mit einem biologischen Wirkprinzip, die Störungen im Stoffwechsel des Gehirns beseitigen helfen. Antidepressiva brauchen, bis sie „die Batterien aufladen", Zeit. Gerade weil sie einen gestörten Normalvorgang wieder einregulieren helfen, ist Zeit erforderlich, meist zwei bis vier Wochen. Nicht alle depressiven Patienten sprechen auf eine antidepressive Substanz gleichermaßen an. Daher ist es manchmal erforderlich, Präparate zu wechseln und ggf. auch Kombinationsbehandlungen zu wählen.

In dem Maße wie sich depressiv Erkrankte unter der Behandlung stabilisieren, sind stützende und unterstützende Psychotherapie nötig. Bewährt haben sich zum einen kognitive Therapien und Verhaltenstherapien (siehe S. 125) und zum anderen ein fokaltherapeutisches Verfahren, die interpersonelle Psychotherapie (siehe S. 133).

Die Genesungszeit nach einer durchlaufenen depressiven Phase ist bei den einzelnen Erkrankten sehr unterschiedlich: Tage, Wochen und Monate. Manchmal dauert es recht lange Zeit, bis sich Interessen so rege wie früher wieder einstellen, sich das Konzentrationsvermögen vollständig normalisiert oder auch die Sexualität unbeeinträchtigt vollzieht. Es ist Geduld sowohl vom Betroffenen, den Angehörigen als auch vom Arzt gefordert. Auch im Genesungsverlauf einer Depression kann man nichts erzwingen.

? Wie kann Rückfällen vorgebeugt werden?

Depressionen sind Rückfallerkrankungen. Fast 80% aller depressiv Erkrankten erleiden in den ersten drei Jahren nach einer durchlaufenen depressiven Episode eine erneute Erkrankungsphase. Insofern muß man sich mit dem Rückfallrisiko auseinandersetzen. Rückfallschutz ist grundsätzlich auf zweierlei Wegen möglich:
☐ Antidepressive Langzeitbehandlung über Monate und Jahre ist der wirksamste Schutz, vor allen Dingen beim sog. „Risikopatienten".
☐ Psychohygienische und psychotherapeutische stabilisierende Maßnahmen.

Zu letzterem noch einige Tips zum Schluß: Depressiv gefährdete Menschen sind häufig sehr genau, leistungs- und normorientiert, haben einen „hundertzehnprozentigen" Anspruch an sich und andere. Im Umkehrschluß heißt es, sie können selten einmal „alle fünfe gerade sein lassen". Psychotherapeutische Führung bedeutet deshalb häufig, daß depressiv gefährdete Menschen lernen, eigene Bedürfnisse zu erspüren, ein angemessenes Verhältnis von Anspannung und Entspannung, von Arbeit und Freizeit zu finden. Letztlich kann man es auf die Formel bringen, daß depressiv gefährdete Menschen lernen, ihre „seelischen Batterien" vor Überlastung zu schützen. Es geht keinesfalls um völlige Schonung. Vielmehr ist es wichtig, Anspannung in ein ausgewogenes Verhältnis zur Entspannung zu bringen. Im Sprachbild heißt dies, sich viel Zeit für die „seelische Batteriepflege" zu nehmen.

Für Ihre Notizen

Selbstmordgefährdung (Suizidalität)

Seite 51–54

? Wer ist selbstmordgefährdet?

Selbsttötungsgedanken, Selbstmordabsichten und Selbsttötungshandlungen gehen fast immer einher mit schwersten seelischen Krisen und psychiatrischen Erkrankungen. Jeweils 10–15% der Menschen mit erheblichen depressiven Verstimmungszuständen, mit Schizophrenie und schwerer Alkoholabhängigkeit versterben von eigener Hand. Insofern müssen sich Arzt und Angehörige praktisch bei jeder schweren und/oder langwierigen Störung die Frage stellen, wie es um den Lebensmut des Betroffenen bestellt ist.

Verdachtsmomente für Selbstmordgefährdung liegen vor:
- Wenn die Betroffenen selbst davon sprechen, daß das Leben für sie jeden Sinn verloren hat oder sie die Hoffnung aufgegeben haben, daß sich der als unerträglich empfundene Zustand noch einmal bessert. Es ist ein Irrtum zu glauben, daß, wer von Selbstmord spricht, einen solchen nicht unternimmt. Eher ist es im Gegenteil so, daß fast alle Menschen, die Hand an sich selbst legen, vorher auch entsprechende Absichten geäußert haben.
- Wenn die seelische Krise verwoben ist mit erheblichen partnerschaftlichen, familiären, beruflichen oder finanziellen Schwierigkeiten. Aus einem solchen Gefühl, unentrinnbar in einer Vielzahl von Problemen gefangen zu sein, ergibt sich der Gedanke an den Selbstmord als letztmöglichen Ausweg. Dies vor allen Dingen dann um so mehr, wenn die Betroffenen auf sich allein gestellt und vereinsamt sind.
- Wenn die psychische Verfassung gekennzeichnet ist durch schwerste depressive Verstimmung, Hoffnungslosigkeit, Schuld-, Krankheits- und Verarmungsgefühle. Besonders bei älteren Menschen kommt es dann häufig zu einer Art negativer Bilanzsituation. Das Leben scheint seinen Sinn verloren zu haben.
- Wenn es vielfache Selbstmorddrohungen ohne ernsthafte Selbsttötungshandlungen in der Vorgeschichte gegeben hat, macht sich im Umfeld dieser Menschen häufig Resignation und ein Nicht-Ernstnehmen breit. Betroffene geraten gleichsam in Zugzwang. Sie stehen unter dem Druck, den anderen nun endlich zu zeigen, wie schlecht es um sie bestellt ist.

? Wie entwickelt sich eine Selbstmordkrise?

Selbstmordgefährdung entsteht meist nicht über Nacht. Der Gedanke an den Selbstmord entsteht eher als ein gewisser Endpunkt mehr oder minder lang vorlaufender persönlicher Krisen oder schwerster seelischer und/oder körperlicher Erkrankungen. Je länger sich die Betroffenen in der subjektiv als ausweglos erlebten schlechten Verfassung befinden, desto häufiger und stärker kommen Gedanken an Selbstmord als Ausweg auf.

Eine erste wichtige Regel für den Umgang mit suizidal gefährdeten Menschen ist, die eigene Scheu zu überwinden und das Thema offen anzusprechen. Eine Frage könnte formuliert werden: „Ich mache mir Sorgen. Dir geht es schon so lange schlecht. Hat dich eigentlich schon einmal der Lebensmut gänzlich verlassen? Dachtest du, es geht überhaupt nicht mehr weiter? Oder ist es schon so schlimm, so quälend und so schwer auszuhalten, daß der Gedanke entstand, besser tot zu sein?"

In der Entwicklung zum Selbstmord schließt sich zumeist eine Phase des Abwägens zwischen Leben und Tod an. Mehr und mehr drängen sich Vorstellungen auf wie „Ich habe endlich meine Ruhe, wenn ich nicht mehr lebe", oder es entstehen Ideen, wie die Betreffenden sich konkret selbst töten wollen. Die zweite wichtige Regel zum Umgang mit Suizidalität und vor allem zur Abschätzung des bereits eingetretenen Gefährdungsgrades ist also, daß Arzt und Angehörige offen und unumwunden Fragen stellen wie „Hattest du bislang nur allgemeine Gedanken, daß du nicht mehr leben willst, oder ist es schon konkreter geworden? Gab es Vorstellungen, wie du es praktisch machen wolltest? Was hat dir bisher die Kraft gegeben, es nicht zu tun? Was kann ich für dich tun?" Häufig gibt es eine Scheu, Selbstmordgefährdung anzusprechen. Hinter dieser Scheu steckt manchmal die Angst, den Betroffenen erst auf einen solchen Gedanken zu bringen, oder auch das Gefühl der eigenen Unsicherheit, wie man damit umgehen soll, wenn der Betroffene Selbstmordgedanken äußert.

Eine dritte und wichtige Regel lautet aber, möglichst vorurteilsfrei und akzeptierend die Gedanken an Selbsttötung für alle Beteiligten offen zu machen. Die Betreffenden empfinden dies zumeist als Entlastung: Jemand versteht, wie schlecht es ihnen geht. Insofern ist die Angst, das Gespräch auf das Thema „Selbstmordideen" zu bringen, nicht gerechtfertigt.

In der Entwicklung von Suizidalität gibt es manchmal die Phase einer trügerischen Ruhe. Die Betroffenen, die vor Tagen und Wochen noch sehr klagsam gewesen sind und ausgesprochen verzweifelt wirkten, sind zum Erstaunen ihrer nächsten Bezugspersonen plötzlich viel ruhiger geworden, wirken abgeklärt. Es kann sich um eine trügerische „Ruhe vor dem Sturm" handeln. Grund zur Sorge gibt es noch einmal mehr, wenn diese Menschen Vorbereitungen treffen, bisher Versäumtes in Ordnung zu bringen, beispielsweise finanzielle und testamentarische Angelegenheiten regeln.

Als vierte Regel gilt wieder das Prinzip der Offenheit. Arzt und Angehörige sollten ihre Bedenken unumwunden aussprechen, direkt nachfragen.

Gehen Selbstmordgedanken in konkrete Pläne oder gar Handlungen über, so ist dies ein absolutes Alarmsignal. Als fünfte wichtige Regel gilt, daß alle Menschen im Umfeld eines selbstmordgefährdeten Menschen sich gegenseitig informieren müssen und die anderen in dessen Betreuung miteinbezogenen Personen offen ansprechen. Für Angehörige ist die Information wichtig, daß weder der Haus- noch der Nervenarzt alles wissen. Auch sie brauchen ggf. Informationen von den nächsten Bezugspersonen des selbstmordgefährdeten Menschen, beispielsweise was das Ausmaß an Selbstmordideen und die eventuellen konkreten Vorbereitungen zur Selbsttötung betrifft. Insofern ist von einer wohlmeinenden Informationspflicht der Angehörigen an den Arzt zu sprechen.

Suizidbündnis schließen

Haben die betroffenen selbstmordgefährdeten Menschen im Gespräch Selbstmordideen geäußert und von Todesphantasien gesprochen, so ergibt sich für Arzt und Angehörige die Frage, wie man nun mit diesen Informationen umgeht. Letztlich reduziert es sich auf die Frage, ob Hilfsangebote an den Erkrankten genügend tragfähig sind, daß sie den Selbstmordimpulsen hinreichend Widerstand entgegenbringen können. Dazu muß die Schwere der psychischen Störung ebenso abgeschätzt werden wie das Ausmaß und der Konkretisierungsgrad an Selbstmordideen und Suizidplanung. Je mehr und je heftiger solche Impulse bestehen und je konkreter die Ausführung vorbereitet wird (z. B. durch das Sammeln von Tabletten), desto nachdrücklicher muß dies als Alarmsignal gewertet werden. Letztlich muß im offenen Gespräch mit Patient und Angehörigen der Arzt entscheiden, ob es noch verantwortet werden kann, den Selbstmordgefährdeten zu Hause zu belassen. Dabei muß er sich ein Bild davon verschaffen, inwieweit die Familie oder auch Freunde dem Erkrankten in der schweren Zeit zur Seite stehen können. Besonders ungünstig ist, wenn jemand mit Selbstmordgedanken sich selbst überlassen bleibt und allein ist. Wichtig ist auch, wie sich die Betroffenen selbst dahingehend äußern, ob sie für einen überschaubaren Zeitraum der nächsten Stunden oder für einige Tage für sich die „Hand ins Feuer legen" können, daß sie sich selbst nichts antun. Im besten Fall können Arzt und Patient ein Bündnis schließen mit dem Inhalt, daß alle Beteiligten sich offen informieren und daß ein selbstmordgefährdeter Mensch bei allen negativen Gedanken noch über hinreichende Ressourcen innerseelischer Art verfügt, so daß er dem Gedanken an die Selbsttötung keine Taten folgen läßt. Die Übernahme einer derartigen Garantie für sich selbst (Suizidbündnis) sollte protokolliert werden und immer einen definierten Zeitraum umfassen. Keinesfalls sollte suizidgefährdeten Menschen zur Beruhigung aller Beteiligten das Versprechen abgenötigt werden, sich „nie, nie" selbst umzubringen oder auch nur derartige Gedanken zu haben. Derartige Appelle führen allenfalls dazu, daß die Betreffenden verstummen.

? Was tun bei akuter Selbstmordgefährdung?

Verzweiflung, Enttäuschung, Hoffnungslosigkeit, aufkommende Todessehnsucht und Gedanken an den Freitod können übergehen in den mehr oder minder festen Vorsatz, sich selbst zu töten. Dies manchmal als Ausdruck einer mehr oder minder langen und enttäuschenden Bilanz, aber manchmal auch vergleichsweise plötzlich und impulsiv. Schätzen es Arzt und Angehörige so ein, daß die Selbstmordabsichten übermächtig werden, dann ist unbedingt die Einweisung in ein psychiatrisches Krankenhaus anzuraten. Nicht in jedem Fall stehen selbstmordgefährdete Menschen dem Vorschlag, in die psychiatrische Klinik zu gehen, ablehnend gegenüber. Manchmal ist sogar so etwas wie Erleichterung spürbar, in der schlechten Verfassung verstanden worden zu sein und ernstgenommen zu werden. Darüber hinaus ist die Aufnahme in die Klinik häufig auch schon für sich genommen eine Entlastung. Die Betroffenen fühlen sich nicht mehr allein gelassen und können einen Teil ihrer Verantwortung für sich selbst an das betreuende Personal abgeben. Die intensiveren Behandlungsmöglichkeiten der Klinik werden als Chance begriffen, die schwere seelische Krise zu beheben und die ausgeprägte psychische Störung zu lindern. Eine solche Bereitschaft, sich auf eine freiwillige stationäre Behandlung einzulassen, ist bei vielen selbstmordgefährdeten Menschen erreichbar, aber leider nicht bei allen. Im Extremfall bleibt nur die zwangsweise Unterbringung auf der Rechtsgrundlage des Psychischkranken-Hilfegesetzes (siehe S. 161). Verständlicherweise bereitet dieser Gedanke einer zwangsweisen Behandlung vielfach Unbehagen. Aber die Angehörigen sollten wissen, daß es sehr wichtig ist, gerade in einer schweren Zeit stellvertretend für den Erkrankten Verantwortung zu übernehmen. Nach dem Abklingen der akuten Selbstmordkrise unter fachgerechter psychiatrischer Behandlung sind die Betroffenen fast ausnahmslos erleichtert. Insofern bedeutet es nicht Ablehnung oder Abschieben, wenn sich Arzt und Angehörige zu einem derartigen Schritt entschließen, sondern besonderes Engagement. Es gilt auch die damit verbundenen Unannehmlichkeiten in Kauf zu nehmen, um Hilfe in einem lebensbedrohlichen Zustand auf den Weg zu bringen.

? Welche Fehler können im Umgang mit Selbstmordkrisen vermieden werden?

Ein erster und wichtiger Fehler besteht in der Vermeidung von direktem Nachfragen. Es ist keine Schande, daß Menschen mit schweren psychischen Störungen auch Selbstmordgedanken haben. Gerade wenn man dies akzeptiert, sollte es keine Hemmung bereiten, evtl. gefährdeten Menschen entsprechende Fragen zu stellen.

Ein zweiter Fehler kann darin bestehen, daß Zeichen, die auf eine Selbstmordgefährdung deuten oder gar auf eingeleitete Selbstmordhandlungen hinweisen, nicht richtig gedeutet werden. Aus Unsicherheit wegzuschauen ist ebenso falsch wie das Bagatellisieren des Problems nach dem Motto „Laß dich nicht hängen, es wird schon weitergehen".

Ein dritter Fehler besteht darin, nach Selbstmordversuchen rasch wieder zur Tagesordnung überzugehen und sich auf beruhigende Zusicherungen zu verlassen. Möglichst genau sollten die Umstände einer Selbstmordkrise oder eines Selbstmordversuches zur Sprache kommen und krankheitsbedingte und persönliche Hintergründe geklärt werden.

Ein vierter Fehler kann darin bestehen, Selbstmordgefährdung nicht als Ausdruck von Krankheit und Krise anzusehen sondern als Versagen und Erpressung. Natürlich gibt es Situationen, in denen die Menschen Suiziddrohungen einsetzen, um Druck auf ihre Umgebung auszuüben: Auch in diesem Fall ist ein hohes Maß an offener Aussprache gefragt. Möglichst alle Beteiligten sollten an einen Tisch kommen und vorhandene Probleme zur Sprache bringen. Wichtig ist dabei, daß niemand um den „heißen Brei" herumredet. Das direkte Ansprechen von Empfindungen und Gefühlen ist meist ein erster Schritt zur Problemlösung.

Ein fünfter vermeidbarer Fehler ist es schließlich, einen geheimen Suizidpakt mit dem Betroffenen zu schließen. Gerade schwere psychische Krisen brauchen ein hohes Maß an Offenheit, was aber eben auch bedeutet, daß die schlechte Verfassung für alle Menschen im nächsten Umfeld offengemacht wird, um letztlich möglichst alle Hilfsressourcen zu mobilisieren. Insofern sollten sich der Arzt oder die Vertrauensperson eines selbstmordgefährdeten Menschen nicht verführen lassen, die Selbstmordgefahr als exklusives Geheimnis zu behandeln.

Schizophrenie

Akute Schizophrenie

Seite 57–60

? Wie ist das Verhalten der Erkrankten?

Eltern oder Partnern fallen Veränderungen in der psychischen Verfassung und im Verhalten eines Angehörigen meist zuerst auf. Beginnende Episoden einer Schizophrenie kündigen sich bei den Patienten auf ganz unterschiedliche Weise an: Es treten Veränderungen in der Stimmung auf, oft im Sinne vermehrter Angst und Unruhe, „Nervosität", seltener aber auch im Sinne euphorisch-gehobener Verfassung. Auffällig können aber auch gedankliche Veränderungen sein, im Sinne merkwürdiger Ideen, eigenartiger Grübeleien oder gar Äußerungen des Gefühls, sich beeinträchtigt, völlig unverstanden oder verfolgt zu fühlen. Manchmal sprechen die Erkrankten aber nicht über „merkwürdige" Erlebnisse, behalten für sich, daß sie Stimmen hören (sog. akustische Halluzinationen), daß sie sich selbst oder ihre Umwelt eigenartig verändert erleben. Menschen mit schizophrenen Erkrankungen verstehen die Welt der anderen kaum noch, und ziehen sich im Gegenzug mehr und mehr in ihre eigene Welt, in eine Art von Privatwirklichkeit zurück.

? Wie entsteht die Krankheit?

Schizophrene Psychosen sind anlagebedingte Erkrankungen. Fast 1 % der Bevölkerung weist eine entsprechende Bereitschaft auf, in bestimmten Situationen mit schizophrenen Symptomen zu reagieren. Als Nichtbetroffener kann man sich die Krankheit im Modell wie folgt vorstellen:

Denken Sie sich, daß Sie ohne Kenntnis von Sprache und Kultur plötzlich in einem entfernten Land wären, beispielsweise Tibet. Vieles, was sie dort erleben, käme Ihnen fremdartig, bedrohlich vor, riefe Ängste bei Ihnen hervor, evtl. auch die Tendenz, sich von den anderen abzukapseln. In ähnlicher Weise sind schizophren gefährdete Menschen beeinträchtigt. Sie können feinste Signale aus der mitmenschlichen Umwelt nicht richtig entschlüsseln, obwohl sie jedes einzelne gesprochene Wort für sich genommen verstehen. Wir anderen wissen beispielsweise, daß, wenn wir zu einer Gruppe Fremder hinzutreten, wir aus der Mimik und Gestik, aus einzelnen Worten ablesen können, welche „Atmosphäre" gerade in der Gruppe herrscht, und daß wir uns vielleicht erst einmal zurückhalten sollten. Diese Entschlüsselung vieldeutiger, aber für das Zusammenleben von Menschen sehr wichtiger, ausgesprochener und unausgesprochener Botschaften in Mimik, Gestik und Wort fällt schizophren veranlagten Menschen grundsätzlich oder zumindest von Zeit zu Zeit schwerer, aufgrund von Beeinträchtigungen in reizaufnehmenden und reizverarbeitenden Systemen des Gehirns. Viele Krankheitszeichen akuter Schizophrenie leiten sich aus diesem Modell ab: Die Tendenz zu Unnahbarkeit und Rückzug (sog. Autismus) ebenso wie die Neigung, gerade auch die liebevolle Zuwendung von Angehörigen falsch zu deuten, sich bedroht und unverstanden zu fühlen. In akuten Erkrankungsphasen verstehen Schizophrene die Welt nicht mehr, erleben sie als bedrohlich und feindselig (paranoide Erlebensfehlverarbeitung).

Ähnlich gestört wie das Wahrnehmen, das Erleben und das Denken, ist bei schizophren beeinträchtigten Menschen auch die Willensbildung und

---

Empfehlungen zur Patienteninformation
U. Trenckmann   B. Bandelow
Psychiatrie und Psychotherapie
© Steinkopff Verlag, Darmstadt 1999

Entscheidungsfindung. Oft gibt es tiefgreifende Zwiespältigkeiten (sog. Ambivalenzen), dann aber auch ein merkwürdig starres Festhalten an einmal gewählten Sichtweisen und Einstellungen bis hin zur fast völligen Unkorrigierbarkeit.

? Welche Maßnahmen müssen ergriffen werden?

In der akuten Krankheitsphase sind Angehörige oft genauso hilflos wie die Betroffenen. Die Erkrankten wissen meist nicht, daß ihre Störung Krankheit ist, wehren zunächst einmal Hilfe ab. Manchmal gelingt es, auch schwer erregte an Schizophrenie erkrankte Menschen unter behutsamer (fester) Gesprächsführung in ein therapeutisches Bündnis einzubeziehen. Manchmal bleibt nur als allerletzte Maßnahme, die Behandlung gegen den Willen des Betroffenen, zum Beispiel auf der Grundlage des Psychischkranken-Hilfegesetzes (siehe S. 161). Mit diesem schmerzlichen Schritt sollte man nicht zu lange zögern. In aller Regel sind die Betroffenen nach erfolgreicher Behandlung der akuten Krankheitsphase eher dankbar, daß Arzt und Angehörige stellvertretend für sie gehandelt haben.

Ist Schizophrenie die Erkrankung akuter Angst und Unsicherheit, der Verlust einer für uns andere alle selbstverständlichen Einheit von Fühlen, Denken und Handeln, (deshalb Schizophrenie = sog. Spaltungsirresein), dann ist von den Angehörigen und vom behandelnden Arzt ein hohes Maß an Einheitlichkeit und Eindeutigkeit gefordert. Daher einige Verhaltensmaßregeln:

☐ Der Umgang mit dem Erkrankten soll so normal wie irgend möglich sein. Machen Sie „Verrücktheit" nicht mit!
☐ Berücksichtigen Sie aber die besondere Feinfühligkeit schizophren Erkrankter. Daher möglichst keinen Schritt „hintenherum", sondern ein höchstmögliches Maß an Offenheit, Klarheit und Eindeutigkeit. So sollten Angehörige z.B. den Erkrankten nicht belügen, wenn Sie in Ihrer Not den Arzt oder medizinische Dienste verständigt haben.
☐ Lassen Sie sich nicht von Hektik anstecken, bewahren Sie da Ruhe, wo der Erkrankte unruhig ist.
☐ Seien Sie offen, wo die Krankheit Mißtrauen diktiert.
☐ Versuchen Sie auch dem sehr verstörten Kranken eine Art von grundlegender Sicherheit zu geben, daß Sie zu ihm halten und hinter ihm stehen.
☐ Vermag ein Patient krankheitshalber die Notwendigkeit einer Behandlung nicht einzusehen und ist im Ausnahmefall Zwang unvermeidlich, so sollten Angehörige und Arzt auch dies ihm ruhig und klar mitteilen.

? Wie verläuft die Behandlung?

In der akuten Erkrankungsphase liegt das Schwergewicht der Behandlung anfangs auf der medikamentösen Therapie. Neuroleptika, so der Name der entsprechenden Medikamente (siehe S. 107), sind mehr als bloße Beruhigungsmittel. Sie greifen nahe der Ursache der Erkrankung in gestörte biochemische Prozesse im Gehirn ein und normalisieren den (Über-)Erregungszustand des Gehirns, so daß im besten Fall die akut Erkrankten wieder zu einer ausgeglichenen seelischen Verfassung zurückfinden. Das Einregulieren der schizophrenen Fehlfunktionen dauert allerdings seine Zeit. Insofern ist eine regelmäßige und gleichbleibende Gabe der neuroleptischen Medikamente als Tabletten (und ggf. als sog. Depot-Spritze in den Gesäßmuskel) unumgänglich.

Daneben sollten sich Angehörige davon leiten lassen, daß akute schizophrene Episoden eben auch schwere Erkrankungen darstellen. Die Betroffenen bedürfen der Schonung und Entlastung; ihnen sollte vermittelt werden, daß es in der akuten Erkrankungsphase erst einmal darauf ankommt, wieder zur seelischen Mittellage zurückzufinden, den Schlaf zu normalisieren, Entspannung zu finden, die Belastungen des Alltags daher erst einmal zurückzustellen. Insofern ist auch dringend davon abzuraten, daß akut schizophren Erkrankte in dieser Zeit seelischen Aufgewühltseins grundsätzliche lebensverändernde Entscheidungen, z.B. über Ehe und Beruf, treffen. Angehörige und Therapeuten sollten darauf hinwirken, daß derartige Entscheidungen zwar wichtig und ggf. auch einmal in der Zukunft nötig sind, aber nicht in akuten Krankheitsphasen getroffen werden. In diesen Zeiten besteht die Gefahr, daß es seitens der Betroffenen zu erheblichen Fehleinschätzungen ihrer Situation kommt.

Partner und Eltern sind in der akuten Krankheitsepisode in einer schwierigen und oft zwiespältigen Situation. Manchmal werden sie von den Erkrankten mit Vorwürfen überhäuft, mit schwer oder unverständlichen Äußerungen und Entscheidungen konfrontiert oder auch nur durch barsche Zurückweisung brüskiert. Sie sollten in einer solchen schwierigen Zeit daran zu denken versuchen, daß akute schizophrene Episoden Erkrankungen sind und daß der erkrankte Nächste in ausgeglichener seelischer Verfassung wahrscheinlich anders reden und entscheiden würde. Insofern ist ein gewisses Maß an Distanz bedeutsam, um sich selbst vor Vorwürfen und Schuldgefühlen zu schützen, ebenso wie Worte an den Erkrankten, daß man zwar nicht alle seine Ansichten teilt, aber gleichwohl vom Grundsatz her zu ihm steht.

Akute schizophrene Episoden bedingen manchmal eine stationäre Behandlung in einem psychiatrischen Krankenhaus bzw. einer entsprechenden Abteilung an einem allgemeinen Krankenhaus. Wichtig ist, daß die Angehörigen dem Patienten signalisieren, daß sie hinter ihm, aber auch hinter einer solchen Behandlung stehen! Wenn irgend möglich, ist dem Erkrankten Sicherheit zu vermitteln und daß er sich auch in Zeiten des psychotischen Zusammenbruchs auf seine Bezugsperson verlassen kann. Anders als es die Laienmeinung sagt („Irren soll man nicht widersprechen"), heißt das Stehen zum Angehörigen aber nicht, ihm nach dem Mund reden oder gar psychotische Ängste, wahnhafte Verkehrungen oder Verfolgungsgefühle um des lieben Friedens willen zu bestätigen. Man sollte dem Patienten sagen, daß man anderer Meinung ist, aber in der akuten Erkrankungsphase lange und fruchtlose Auseinandersetzungen über krankhafte Befürchtungen vermeiden.

Verlauf und Prognose

Schizophrene Erkrankungen verlaufen oft, aber nicht immer, langwierig. Es gibt phasische Krankheitsverläufe mit zeitlich begrenzten Krankheitsepisoden und monate- oder jahrelangen stabilen Zeiten dazwischen. Dann gibt es aber auch ungünstige Verläufe mit einem langsamen oder schubweisen Voranschreiten von Krankheit und Beeinträchtigung. Bei einzelnen Patienten bleibt es aber auch nur bei einer oder ganz wenigen Krankheitsepisoden über den gesamten Lebensweg. Letztlich gibt es keine sicheren und eindeutigen Möglichkeiten der heutigen Medizin, den Krankheitsverlauf vorauszusagen.

Einige wichtige Regeln zur Krankheitsbewältigung lauten:
- Schizophrene Psychosen sind leider oft Rückfallserkrankungen. Langzeitneuroleptika sind nach wissenschaftlichen Studien immer noch das sicherste Mittel, durch kontinuierliche Einnahme das Risiko eines Rückfalls zu vermindern!
- Schizophren-gesteigerte Sensibilität auch in gesünderen Tagen ohne augenfällige Krankheitszeichen (= Plus- und Minussymptome), sog. Vulnerabilität, erfordert einen behutsamen Umgang mit sich selbst und zwingt zu einer Gratwanderung, Überforderung und Unterforderung im Alltag gleichermaßen zu vermeiden.
- Wo immer möglich, sollte man in der Familie und in der Partnerschaft möglichst offen, eindeutig und behutsam miteinander umgehen.

Für Ihre Notizen

Schizophrene Rückfallgefährdung

Wer ist betroffen?

Etwa 1% aller Menschen weisen anlagebedingt eine besondere Sensibilität, eine Feinfühligkeit, oder bildlich gesprochen, eine seelische Dünnhäutigkeit auf, die dazu führt, daß sie in bestimmten Situationen mit heftigen Gefühls-, Wahrnehmungs-, Denk- und Handlungsstörungen reagieren. Das Seelenleben schizophren gefährdeter Menschen steht somit in der Gefahr, „aus den Fugen" zu geraten. Aus ihrer Lebensgeschichte wissen die Betroffenen, daß sie sich bereits ein- oder mehrmals in einer schweren seelischen Krise befunden haben. Die Ärzte haben damals von einer akuten schizophrenen Episode gesprochen und sie entsprechend behandelt.

Was sind die Ursachen der gesteigerten seelischen Verletzlichkeit (schizophrene Vulnerabilität)?

Sowohl in ihren Erscheinungsformen (Symptomatik) als auch in ihren Ursachen (Ätiologie) ist Schizophrenie ein uneinheitliches Krankheitsbild. Ein bekannter Schweizer Psychiater, Eugen Bleuler, sprach deshalb auch von der „Gruppe der Schizophrenien". Bei noch manch unbekanntem Detail sind sich Fachleute heute einig, daß es einige wichtige Eckpunkte zum Verständnis dessen gibt, was so bedrohlich „Schizophrenie" (Spaltungsirresein) genannt wird. Offenbar gibt es auf unserer Erde bei fast 1% der Menschen die Bereitschaft, daß unter bestimmten Umständen unser „Zentralcomputer" Gehirn ausrastet und die in gesunden Zeiten völlig selbstverständliche Einheit von Fühlen, Wahrnehmen, Erleben, Affekten, Denken und Handeln verloren geht. Entscheidend für diese Schwäche im Gehirn ist ein Anlagefaktor, der manchmal auch einen mehr oder minder ausgeprägten Erbfaktor einschließt. Schuld hat also niemand. Es gibt weder die Schizophrenie verursachende Mutter noch den verrückt machenden Ehemann. Allerdings haben Lebensumstände und damit auch das Verhalten wichtiger Bezugspersonen einen positiven oder negativen Einfluß auf den Verlauf der Erkrankung.

Diathese-Streß-Modell

Diathese heißt anlagebedingte Krankheitsbereitschaft oder Verletzlichkeit. Das Modell besagt, daß schizophren gefährdete Menschen zeitweilig gefährdet sind, seelisch aus den Fugen zu geraten. Überwiegend kündigen sich derartige Krankheitsepisoden mit frühen Warnzeichen an, wie gesteigerter Nervosität, Schlafstörungen, veränderte Gemütsverfassung oder übersteigerter Gereiztheit. Manchmal kommt es auch wie „ein Blitz aus heiterem Himmel". In der akuten Erkrankung verändert sich das gesamte Seelenleben. Manchmal ist dies für die Angehörigen augenfälliger als für die Betroffenen selbst. Akut psychotisch Erkrankte verstehen deshalb oft nicht, warum Außenstehende sie für krank ansehen. Sie glauben sich statt dessen Schikanen oder ungerechtfertigten Beschränkungen ausgesetzt. Der manchmal mit der Erkrankung selbst verbundene Argwohn erfährt so eine Verstärkung.

Schizophrene Psychosen sind häufig auch Rückfallerkrankungen. Deshalb empfehlen sich schon vorbeugend in gesunden Tagen die nachfolgenden Überlegungen Betroffener und Angehöriger:
- Gibt es frühe Warnzeichen (Frühsymptome), die Vorboten eines Krankheitsrückfalls (eines sog. psychotischen Rezidivs) sein können?
- Wenn es so ist, daß Angehörige oder der Patient merken, daß sich seelische Verfassung und Verhalten ungünstig verändern, was kann man tun?

? Wie sollen sich Angehörige verhalten?

Schizophrenien sind doppelt belastende Erkrankungen, für die Betroffenen selbst und für ihre Angehörigen. Angehörige stecken häufig in einer Zwickmühle. Sie sind in der schwierigen Situation, daß psychotisch gefährdete Menschen in besonderer Weise verletzbar sind, aber auch mit ihren manchmal schwer verstehbaren Reaktionen andere verletzen. Ganz allgemein empfiehlt sich ein ruhiges, entspanntes Familienklima. Die Forschung hat gezeigt, daß hohe affektive Spannungen in der Familie (sog. Expressed Emotions) in besonderer Weise belastend sind für schizophren gefährdete Menschen, die mit bestimmten ausgesprochenen oder – fast noch gefährlicher – unausgesprochenen Gefühlen ihrer Angehörigen nur schwer umgehen können. Besonders schädlich ist eine Haltung Angehöriger in Form von Vorwürfen, Vorhaltungen, Verdächtigungen und Unterstellungen. Fast so schädlich ist aber auch eine überfürsorgliche, überbehütende Haltung. In gesunden Zeiten sind schizophren gefährdete Menschen in vielerlei Hinsicht kompetent, können eigenverantwortlich handeln, brauchen aber auch wie jeder Mensch Bekräftigung und Lob, nicht Gängelung und Einengung. Dies fällt Angehörigen manchmal schwer, haben sie doch in der Zeit der akuten Erkrankung mit Fehlverhaltensweisen schlechte Erfahrungen gemacht. Wir empfehlen:
- Man sollte sich von Zeit zu Zeit in der Familie oder als Paar zusammensetzen und die alltäglichen Probleme, Wünsche, Befürchtungen, aber auch schöne Erfahrungen miteinander so offen wie möglich besprechen. Dies ist die beste Gewähr dafür, daß sich auf beiden Seiten, das heißt sowohl beim schizophren gefährdeten Menschen als auch seinem Angehörigen nichts aufstaut.
- Für das Umgehen miteinander in Familie und Partnerschaft sollten möglichst klare und eindeutige Absprachen getroffen werden. Von Zeit zu Zeit sollte in Ruhe gemeinsam überprüft bzw. korrigiert werden, wer wie welche Absprachen eingehalten oder verändert hat. Diese Absprachen sollten gerade auch in guten Zeiten im Hinblick auf einen möglichen drohenden Krankheitsrückfall getroffen werden.

Prognose- und Lebensplanung

Erkrankungen aus der Gruppe der Schizophrenien sind zu einem hohen Prozentsatz Rückfallerkrankungen. Insofern bedarf es einiger Vorkehrungen, um das mögliche Risiko eines erneuten Aufflammens der akuten Erkrankung zu verringern. Für schizophren gefährdete Menschen ist es wichtig, mit sich selbst pfleglich umzugehen, Über-, aber auch Unterforderungen im Berufsalltag und privaten Bereich sind zu vermeiden. Gleichsam als Stütze für die besondere seelische Labilität (sog. Vulnerabilität) des schizophren gefährdeten Menschen bietet sich eine ausgewogene Alltagsstruktur mit klaren Aufgaben, eindeutigen Absprachen und gut kalkulierbaren Risiken an. Auch wenn es beispielsweise manchmal infolge der mit der Erkrankung verbundenen Antriebsdefizite schwerfällt, zu einer bestimmten Zeit aufzustehen, sollte es darüber eine Verabredung in Familie und Partnerschaft geben. Manchmal verläuft die Erkrankung so ungünstig, daß Arbeits- und Berufsfähigkeit verlorengehen. Auch und gerade dann bedarf es einer Tagesstruktur. Es gibt in fast allen Regionen heutzutage seitens verschiedener psychosozialer Initiativen Angebote im Wohn-, Arbeits- und Freizeitbereich. Zu nennen wären beispielsweise Werkstätten für psychisch Behinderte, Zuverdienstfirmen, Tagesstätten und betreute Wohngemeinschaften ehemaliger Patienten. Neben dem behandelnden Arzt sind es vor allen Dingen auch die Psychosozialen Dienste der örtlichen Gesundheitsämter, die über entsprechende Informationen verfügen. Die mit diesen Einrichtungen verbundenen sozialen Dienste helfen auch bei Beantragung (und Finanzierung) entsprechender Angebote. Natürlich können sie sich auch mit solchen Fragen an die Sozialdienste eines psychiatrischen Krankenhauses am Ort wenden. Treten bei sehr ungünstigen Verlaufsformen der Schizophrenie erhebliche Störungen des Alltags auf, vernachlässigen Erkrankte ihre Körperhygiene und die häusliche Ordnung sehr, verlieren sie die Fähigkeit zum vernünftigen Umgang mit Geld, so stellt sich die Frage, gleichsam „stellvertretend" zu handeln: Es bedarf der Einrichtung einer Betreuung (siehe S. 157).

? Sind Langzeitmedikamente sinnvoll?

Am wirksamsten zur Rückfallvorbeugung sind Medikamente, sog. Neuroleptika (siehe S. 107). Sie bewirken eine psychische Stabilisierung durch die Normalisierung des Hirnstoffwechsels und eine Verhinderung von Fehlfunktionen in bestimmten Gehirnzentren.

Neuroleptika sind sowohl in der akuten Erkrankung als auch in der Vorbeugung erneuter Krankheitsphasen/-schübe effektiv.

Da die Rückfallgefahr für viel schizophren gefährdete Menschen hoch ist, ist mehrere Jahre, manchmal ein Leben lang, medikamentöser Rückfallschutz erforderlich. Dieser kann durch regelmäßige Tabletteneinnahme ebenso erfolgen wie durch eine Spritze in den Gesäßmuskel im Rhythmus von einigen Wochen. Der Rückfallschutz erfordert zum Glück oft geringere Dosen des Medikaments als die Akutbehandlung, wodurch auch das Risiko von Nebenwirkungen geringer ist.

Für Ihre Notizen

Eßstörungen

Anorexia nervosa (Magersucht)

? Wen betrifft es?

Mediziner wissen oft nicht, wie häufig vor allen Dingen Frauen (95% aller Erkrankten sind weiblich) in krankhaft übersteigerter Weise hungern und abnehmen (wollen). Anorexie ist ein Leiden im Verborgenen, eine heimliche Erkrankung. Weiter unten wird davon die Rede sein, daß schon das Ansprechen, das Offenlegen des Problems ein erster Schritt zu seiner Lösung sein kann.

Schätzungen gehen davon aus, daß sich 0,2–2% aller Frauen verzweifelt um Schlank- und Magersein bemühen. Sie leiden an der Fehlannahme, zu dick zu sein. Den angestrebten Gewichtsverlust erreichen Betroffene durch extreme Diäten, selbst herbeigeführtes Erbrechen, Abführmittel, exzessiven Sport und Appetitzügler. Die extreme Angst vor einer Gewichtszunahme beherrscht alles Denken, Fühlen und Handeln. Es besteht die Paradoxie, daß Magersüchtige, denen der eigene Körper und die Nahrung scheinbar nichts bedeuten, sich praktisch pausenlos mit ihrer Körperlichkeit und Ernährung beschäftigen, manchmal sogar Nahrungsmittel horten, bis sie gänzlich verdorben sind. Für Außenstehende schwer verständlich ist, daß die sehr mageren Erkrankten ihren eigenen Körper als unförmig und „fett" massiv fehleinschätzen. Der Fachmann spricht von Körperschema-Störungen.

Der Unwillen, im Beisein Dritter zu essen, die Unzufriedenheit mit der eigenen Körperlichkeit, manchmal auch Selbstunsicherheit und Niedergeschlagenheit führen dazu, daß sich die Erkrankten häufig sozial isolieren. Im Sinne eines Teufelskreises ist Anorexie häufig vergesellschaftet mit Depressionen und Zwangsstörungen, was dazu führt, daß die Betroffenen sich wegen ihrer schlechten Verfassung immer seltener in Gesellschaft begeben, nichts mehr unternehmen. Komplizierend tritt ferner häufig ein Mißbrauch von Alkohol, Tabletten und Drogen hinzu.

? Was sind die Ursachen?

Allgemein anerkannte und belegte Auffassung zur Krankheitsursache (Ätiologie) gibt es nicht. Es gibt jedoch unterschiedliche Betrachtungsweisen der Störung, die jeweils etwas für sich haben:

Anorexie betrifft überwiegend Mädchen und Frauen und tritt zumeist um die Zeit der Geschlechtsreife (Pubertät) erstmals in Erscheinung. Psychoanalytiker vermuten deshalb eine Art unbewußter Abwehr eigener Sexualität bzw. der Annahme der Rolle, „Frau" zu sein. Ein besonderer Aspekt ist auch, daß einzelne anorektische Frauen über Erfahrungen sexuellen Mißbrauchs berichten. In diesem Fall erscheint es nur zu verständlich, daß sich die Betroffenen weigern, weibliche Formen, Geschlechtsmerkmale und erotische Signalwirkungen bei sich zu akzeptieren.

Familientherapeuten wiederum interpretieren Anorexie als einen Kampf um innerseelische und zwischenmenschliche Selbstbehauptung. Anorektische Menschen sind in dieser Betrachtungsweise im Kern ihrer Persönlichkeit eher unsicher, fühlen sich ohnmächtig und von anderen dominiert. In der Kontrolle des eigenen Körpers, der Überwindung des Hungergefühls erleben sie sich statt dessen als stark und eigenständig. Sollte dieses Erklärungsmodell bei einem einzelnen Erkrankten zutreffen, so wäre es fatal, ihn zum Essen zu „zwingen", weil er sich dann einmal mehr als ohnmächtig erleben würde.

Schließlich gibt es auch Hinweise auf Störungen im Gleichgewicht körpereigener Hormone bzw. in Regelkreisen von innersekretorischen Drüsen und einen Mangel an bestimmten Botenstoffen im Gehirn, die für ein stabiles Eßverhalten und ausgeglichene Stimmung verantwortlich sind. In letzterem Fall wäre dies unter anderem der Botenstoff (Neurotransmitter) Serotonin. In jedem Fall ist es angeraten, daß sich der Arzt über die hormonelle Situation ein Bild macht, aber auch andere Mangelzustände, beispielsweise im Wasser- und Elektrolythaushalt, der Patientin ausgleicht. Ein medikamentöser Behandlungsversuch mit einem selektiven Serotoninwiederaufnahmehemmer (siehe S. 119) kann angezeigt sein, weil diese Medikamente einen normalisierenden Einfluß auf das Eßverhalten haben, ohne Heißhunger hervorzurufen, und die deprimierte Stimmung anheben. Auch haben sie einen günstigen Einfluß auf selbstverletzende Verhaltensweisen, wie sie bei anorektischen Patientinnen ebenfalls immer wieder beobachtet werden können.

? Welche Behandlungsmöglichkeiten gibt es?

Da es nicht die eine Theorie gibt, die alles erklärt, fehlt auch der eine „Königsweg" für eine erfolgreiche Behandlung. Es gibt jedoch einige erfolgversprechende Schritte zur Überwindung der Krankheit Magersucht:
- angst- und schuldfreies Akzeptieren, daß es sich bei der Magersucht um Krankheit, nicht etwa ein schlechtes Verhalten oder Unart handelt.
- Verstehen und Akzeptieren der Symptomatik als notwendigen Schritt zur Veränderung, was auch immer ein hohes Maß an Offenheit, darüber zu reden, einschließt.
- Förderung von Selbständigkeit und Eigenverantwortlichkeit als Voraussetzung für psychische und physische Gesundheit. Das Gespräch über Bezugspersonen und Lebenssituationen des Anorexie-Kranken sollte nicht das Eßverhalten zum Dreh- und Angelpunkt machen. Dies ist eine Kommunikationsfalle, in die schon der Erkrankte selbst getappt ist. Essen ist wichtig, aber nicht der zentrale Daseinszweck.
- Verbesserung von Selbstsicherheit, Selbstbewußtsein, Kontakt- und Beziehungsfähigkeit, letztlich verbunden mit einer Stärkung der persönlichen Autonomie.
- Dies mündet ein in ein Mehr an Selbständigkeit, u. U. auch mit altersentsprechender Unabhängigkeit, z. B. durch Lösung aus dem Elternhaus bei jungen an Anorexie erkrankten Frauen.
- Abbau von Ritualen im Umgang mit Nahrungsmitteln und Förderung von Genuß und Erlebnisfähigkeit, möglichst in einem angstfreien, entspannenden Rahmen.

? Wo sind Beziehungsfallen?

Angehörige und Ärzte scheitern bei eßgestörten Patientinnen häufig an der Doppelbotschaft „Hilf mir, aber laß mich alles selber machen. Kontrolliere mich nicht, aber sei immer für mich da". Eine solche Paradoxie kann man auflösen, indem man sie benennt, und so den Erkrankten die Zwickmühle verdeutlicht, in die sie die Angehörigen und Therapeuten bringen. Ein ziemlich sicheres Anzeichen dafür, daß man schon in diese Beziehungsfalle verstrickt ist, ist das Empfinden von Wut auf die Patientin, weil sie sich so hartnäckig uneinsichtig und selbstschädigend verhält, oder von Schuldgefühlen und Selbstvorwürfen, weil man es nicht geschafft hat, sie zur Einsicht und Verhaltensänderung zu bringen. Eine andere wichtige Beziehungsfalle ist das Eingehen von „Bündnissen" mit anderen Bezugspersonen wie Lehrern, Partnern, Freunden, Therapeuten, hinter dem Rücken der Erkrankten, die diese nur als Einkreisung erleben kann, als Unaufrichtigkeit und Kontrolle. So resultiert aus dem Bestreben der Erkrankten nach Autonomie und Unabhängigkeit nur ein fruchtloser Machtkampf. Den „gewinnen" die Erkrankten, weil man sie nicht kontrollieren kann. Daher ist die Erkenntnis ganz wichtig, daß Eßgestörte sich erst einmal gar nicht anders verhalten *können* und andere mit dem süchtigen Hungern nicht ärgern wollen.

? Welche medizinischen Maßnahmen können ergriffen werden?

Ein erster wichtiger Schritt ist getan, wenn die Erkrankten ihre Eßstörung ansprechen können. In möglichst neutralen Begriffen sollte der Arzt die Symptome benennen, z.B. als Eßanfall, selbst herbeigeführtes Erbrechen oder Abführen. Die Erkrankten tun dies häufig in sehr aggressiver Terminologie wie „scheißen" und „kotzen". Eine Offenlegung in der neutralen Atmosphäre des ärztlichen Sprechzimmers birgt die Chance der Entlastung und der Förderung von Verhaltensänderungen. Diese erfordern allerdings häufig ambulante und/oder stationäre Psychotherapie bzw. psychiatrische Behandlung. Beispielsweise gibt es in der Verhaltenstherapie (siehe S. 125) gut ausgearbeitete und in ihrer Effektivität belegte Behandlungsansätze von Eßstörungen.

Im Falle extremer Abmagerung bedarf es einer gründlichen körperlichen Untersuchung, des Ausgleichs von Mangelzuständen, des Ausschlusses von Magen-Darm-Erkrankungen und das behutsame Wiederheranführen an ausreichende Ernährung. Anorektisch Erkrankte haben ihren Stoffwechsel gleichsam auf Sparflamme trainiert, so daß eine „normale" Nahrungsaufnahme anfangs mit erheblichen Komplikationen und Unwohlsein verbunden ist.

Grundlegende Behandlungsziele sind die Normalisierung des Verhältnisses zur eigenen Person, zum eigenen Körper und zu einem akzeptablen Körpergewicht.

Für Ihre Notizen

Bulimia nervosa (Eß-Brechsucht)

? Wen betrifft es?

Die Bulimie ist eine heimliche, verheimlichte Störung. Sie betrifft zu 90% junge Frauen. Wieviele betroffen sind, läßt sich schwer sagen; 1 bis 2% der Bevölkerung haben irgendwann Probleme mit Heißhungeranfällen und anschließenden gewichtsregulierenden Maßnahmen wie Erbrechen, extremen Diäten, Mißbrauch von Abführmitteln, Appetitzüglern und Diuretika. Abzugrenzen von der Eß-Brechsucht sind Menschen, die an Heißhungeranfällen leiden, ohne anschließend zu erbrechen. Man spricht von *binge eating disorder*. Da bei jenen nicht sofort gewichtsregulierende Maßnahmen erfolgen, resultiert starkes Übergewicht.

? Was für Krankheitszeichen treten auf (Symptomatologie)?

An Bulimie Erkrankte sind gedanklich über lange Zeiten des Tages mit dem Essen beschäftigt. Eßanfälle wechseln mit dem Bestreben, die aufgenommene Nahrung wieder los zu werden, sei es durch Hungerperioden, Abführen, Ausschwemmen oder Erbrechen. Die Eßanfälle finden im verborgenen statt und werden so lang wie möglich schamhaft verschwiegen. Lebensmittel werden gehortet, versteckt, und für die Bevorratung wird viel Geld ausgegeben. Nach einer gierigen Eßattacke folgen regelhaft deprimierte Verstimmung, Schuldgefühle und die krankhaft übersteigerte Besorgnis um die ruinierte Figur und das zunehmende Körpergewicht. Tatsächlich ist es bei bulimischen Patientinnen allerdings im Unterschied zur Magersucht (Anorexie, siehe S. 67) zumeist so, daß ein durchschnittliches oder leicht unterdurchschnittliches Gewicht gehalten wird, wenn auch immer wieder die Gefahr besteht, daß es durch Abführen, Ausschwemmen und Erbrechen zu Störungen im Stoffwechsel verbunden mit einer Entgleisung des Wasser- und Elektrolythaushaltes kommt.

? Was sind die Ursachen?

Es gibt bislang kein allgemein anerkanntes und in jeglicher Hinsicht gesichertes Modell zum Verständnis der Bulimie. Diskutiert werden zum einen lebensgeschichtliche-biographische Faktoren: In der familiären Situation bulimischer Frauen bestehe oft eine diffuse, unausgesprochene Atmosphäre der Unsicherheit, inwieweit auf diesen oder jenen Elternteil unbedingter „Verlaß" ist. Relativ häufig werden die Mütter als überfürsorglich und einengend beschrieben, die Väter als wenig präsent oder gefühlsmäßig zwiespältig bzw. abweisend. Das Familienklima sei gekennzeichnet durch Kontrolle, Konfliktvermeidung und Überengagement; Abgrenzung ist den bulimischen Patientinnen kaum möglich. In einer Atmosphäre, in der die individuellen Bedürfnisse der später bulimisch erkrankten Frauen nicht respektiert werden, werde von diesen auch die Wahrnehmung körpereigener Signale wie Hunger und Sättigung verlernt. Essen werde in diesen Familien häufig nicht als selbstverständliches basales Bedürfnis angesehen, sondern als Mittel der Ablenkung, Belohnung, Entspannung und zur Aufrechterhaltung traditioneller Normen, z.B., indem am gemeinsamen Mittagstisch eine Pseudoharmonie gepflegt wird.

Andere Betrachtungsweisen zum Verständnis der Bulimie heben auf persönliche Risikofaktoren ab. Menschen mit Eß-Brechattacken litten häufig an wenig ausgeprägtem Selbstwertgefühl, Selbstunsicherheit und Depressivität. Sie seien häufig in ihrem seelischen Befinden abhängig davon, wieviel Aufmerksamkeit und Wertschätzung ihnen andere entgegenbringen, was im Umkehrschluß auch mit sich bringe, daß mit Enttäuschung der manchmal zu großen Erwartungen an Mitmenschen erhebliche Verlust- und Trennungsängste einhergehen. Depressive Verstimmtheit und Hilflosigkeit würden sich dann in gestörtem Eßverhalten entladen. Es bestünden ferner Defizite in der Selbstwahrnehmung von Körpersignalen wie Hunger und Sättigung. Diese würden kaum oder verzerrt wahrgenommen. Gewichtskontrollen und Diäten vermittelten ein Gefühl scheinbarer Sicherheit, weil sie es den Erkrankten erlauben, gefühlsmäßige und körperliche Bedürfnisse vermeintlich zu kontrollieren.

Neben lebensgeschichtlichen und familiären Faktoren gibt es offenbar, ähnlich wie bei der Magersucht, auch bei den Eß-Brechattacken eine körperliche Disposition. Deren Erforschung bzw. Bewertung durch den behandelnden Arzt ist aber schwierig, weil mit der Bulimie selbst erhebliche Folgestörungen im Bereich der innersekretorischen Drüsen bzw. des Hormonhaushaltes, aber auch eine Vielzahl anderer Stoffwechselentgleisungen, einhergehen können. Insofern stehen Ärzte häufig vor dem Problem zu entscheiden, was Ursache der Eßstörung und was an den gestörten körperlichen Befunden deren Auswirkung ist. In jedem Fall wird sich der behandelnde Arzt ein Bild von der körperlichen Situation, aber auch vom Wasser- und Elektrolythaushalt und vom Hormonstatus machen. Letzteres unter anderem auch deshalb, weil bei schweren Eßstörungen die Periode ausbleibt (Amenorrhö) und/oder weil durch die massiven Calciumverluste infolge des Mißbrauchs von Abführmitteln oder Erbrechen die Knochen abnorm in ihrer Struktur aufgelockert und damit brüchig sein können (Osteoporose).

? Welche Behandlungsmöglichkeiten gibt es?

Die Behandlung von Eßstörungen allgemein und Bulimie speziell ist schwierig und oft langwierig. Eingangsvoraussetzung ist, daß die Bulimie von den Betroffenen selbst und ihren Angehörigen als Krankheit anerkannt wird, nicht länger schamhaft verschwiegen oder verleugnet wird. Zum offenen Ansprechen der Probleme durch die Betroffenen und deren Angehörige gehört aber auch, daß Probleme in der Familie „auf den Tisch" kommen. Dabei bewährt sich der „runde Tisch", d.h. mit dem Arzt oder Therapeuten kommen alle Beteiligten zusammen, sprechen über sich, die eigenen Bedürfnisse, Wünsche, Ängste und Beziehungen innerhalb des Familienverbandes, natürlich auch über das gestörte Eßverhalten. Es werden verbindliche Vereinbarungen über das gegenseitige Umgehen miteinander getroffen. Eindeutige „Spielregeln" des Miteinander in der Familie werden vereinbart. In Folgesitzungen werden neue Erfahrungen im Zusammenleben durchgesprochen. Zu den Regeln gehört auch ein gewisses Maß an Kontrolle, z.B. bezüglich des Hortens von Nahrungsmitteln. Verhaltenstherapeuten empfehlen, daß die an Bulimie Erkrankten ein „Eß-Protokoll" führen, d.h. eine Art von Speise- und Stundenplan. Im besten Fall sind dabei auch Fortschritte ablesbar bzw. Situationen, in denen es mit reguliertem Eßverhalten nicht geklappt hat, so daß dann im Arzt-Patienten-Gespräch eine Ursachensuche für die Entgleisung beginnen kann. „Kritische" Situationen für Rückfälle in gestörtes Eßverhalten können somit analysiert werden.

Der behandelnde Arzt wird neben dem klärenden Gespräch die Erkrankte natürlich auch körperlich und labormedizinisch untersuchen. Es ist dabei auch seine Aufgabe, auf wichtige psychische Begleiterkrankungen der Bulimie, wie Depressionen und süchtige Abhängigkeit von Alkohol, Tabletten und Drogen zu achten.

Manchmal sind ärztliches Gespräch und medizinische Führung der Patientin nicht ausreichend. Dann bedarf es gezielter (zumeist verhaltenstherapeutischer) ambulanter oder stationärer Psychotherapie. Eine wichtige Ergänzung professioneller Hilfe kann auch das offene Gespräch unter gleichermaßen Betroffenen im Rahmen von Selbsthilfegruppen sein. Es hilft, die Scham zu überwinden, aus Vereinzelung und Heimlichkeit herauszukommen und stärkt die eigene Verantwortung für das weitere Krankheits- und Lebensschicksal. Die Anschriften solcher Selbsthilfegruppen in der Nähe des Wohnortes kann man über den behandelnden Arzt, über örtliche Gesundheitsämter oder aus der Tagespresse erfahren.

Im Einzelfall kann auch eine unterstützende (ggf. auch ursächlich wirksame) medikamentöse Therapie sinnvoll sein. Bewährt haben sich unter anderem Antidepressiva vom Typ der selektiven Serotoninwiederaufnahmehemmer. Diese normalisieren das Eßverhalten, unterdrücken Heißhunger auf Kohlenhydrate und gleichen depressive Verstimmungszustände aus. Ein Suchtrisiko besteht nicht.

Für Ihre Notizen

Schlafstörungen

Ein- und Durchschlafstörungen (Insomnien)

? Wer ist betroffen?

Schlafstörungen sind sehr häufig. Etwa 15% der Menschen durchleiden zumindest einmal in ihrem Leben eine Periode mit schweren, behandlungsbedürftigen Schlafstörungen.

Das Schlafbedürfnis unterliegt von Person zu Person erheblichen Schwankungen. 7–9 Stunden bilden den Mittelwert, wobei es Streuungen in beide Richtungen gibt. Mit zunehmendem Lebensalter nimmt das Schlafbedürfnis ab. Dies hängt unter anderem damit zusammen, daß mit zunehmendem Alter Tiefschlafphasen seltener werden.

Schlafstörungen können sowohl eigenständig als sog. primäre Schlafstörungen entstehen oder auch sekundäre Folge von seelischen oder körperlichen Erkrankungen sein.

? Was sind die Ursachen für Schlafstörungen?

Eine Vielzahl psychischer Erkrankungen wie etwa Depressionen (siehe S. 33) und Belastungsreaktionen gehen mit Schlafstörungen einher. Ebenso sind körperliche Erkrankungen, besonders wenn sie chronisch-schmerzhaft verlaufen und/oder mit Störungen der inneren Drüsen oder des Herz-Kreislauf-Systems einhergehen, häufig durch Schlafstörungen kompliziert. Beim sog. Restless-Legs-Syndrom (Syndrom der ruhelosen Beine) ist der Schlaf durch Muskelzuckungen, v. a. in der unteren Extremität, und/oder unangenehme bis schmerzhafte Mißempfindungen beeinträchtigt.

Beim sog. Schlaf-Apnoe-Syndrom setzt vielfach während der Nacht die zentrale Steuerung des Atemrhythmus im Gehirnstamm aus. Die Betroffenen hören für Sekunden auf zu atmen, bis dem Gehirn starker Sauerstoffmangel signalisiert wird und mit einem Schnappen nach Luft die Atmung für eine Weile weitergeht. Es ist verständlich, daß die mit dem Schlaf-Apnoe-Syndrom einhergehenden „kleinen" nächtlichen Erstickungsanfälle den Schlaf negativ beeinflussen.

Bei vielen Menschen sind die Schlafstörungen aber nicht Folge einer der o.g. körperlichen oder seelischen Erkrankungen, sondern eigenständige, primäre psycho-physiologische Insomnien. Dieser Typus von Schlafstörung wird im Laufe des Lebens in einer Belastungssituation „erworben" und kann durch ungünstige Bedingungen aufrecht erhalten werden. Auf bewußte oder unbewußte psychische Anspannung reagieren viele Menschen kurzfristig mit Schlafstörungen. Diese bilden sich jedoch meist von selbst spontan zurück, wenn die belastenden Faktoren wegfallen. Es gibt aber ungünstige Bedingungen, die für die Aufrechterhaltung von Schlafstörungen mit verantwortlich sein können:

- ungünstiger oder häufig wechselnder Wach-Schlaf-Rhythmus, z. B. bei Schichtarbeitern,
- Einsatz alkoholischer Getränke als „Schlummertrunk",
- schwere Mahlzeiten vor dem Zubettgehen,
- das Mitnehmen der Tagessorgen in den Nachtschlaf, d. h. unzureichende Entspannung in der Einschlafphase,
- anregende koffein- und teeinhaltige Getränke am Abend.

Empfehlungen zur Patienteninformation
U. Trenckmann   B. Bandelow
Psychiatrie und Psychotherapie
© Steinkopff Verlag, Darmstadt 1999

? Wie lauten die Regeln für einen besseren Schlaf?

Aus dem zuletzt Gesagten leiten sich einige Verhaltensregel für besseren Schlaf ab:
- zu möglichst regelmäßigen Zeiten ins Bettgehen;
- trotz schlechten Schlafes in der vergangenen Nacht auf ein Tagesnickerchen verzichten;
- im Schlafzimmer für angenehm kühle Raumtemperatur, Ruhe und Dunkelheit sorgen;
- auch wenn sich der Schlaf nicht einstellt, in der Nacht ruhig und entspannt im Bett liegen bleiben, nicht selbst den Tag-Nacht-Rhythmus durch nächtliche Aktivitäten unterbrechen;
- am Abend auf schwere Speisen, alkoholische Getränke, Kaffee, schwarzen Tee und Cola verzichten;
- körperliche Aktivitäten fördern einen gesunden, tiefen Nachtschlaf, sollten jedoch mehrere Stunden vor dem Zubettgehen erfolgen;
- ein persönliches Einschlafritual entwickeln, wobei unter Umständen Entspannungsverfahren wie das Autogene Training und konzentrative Entspannung nach Jacobsen hilfreich sein können;
- sich nicht ärgern, wenn man nachts einmal wach liegt, sich selbst angenehme Suggestionen geben.

? Sollen Schlafmittel eingesetzt werden?

Vor dem Einsatz von Hypnotika (Schlafmitteln) sollte eine Ursachenanalyse der Schlafstörungen stehen. Die o.g. körperlichen und/oder seelisch bedingten Schlafstörungen verlangen in erster Linie eine spezifische Behandlung der Grunderkrankung.

Primäre „psychophysiologische" Schlafstörungen, bedingt beispielsweise durch akute Belastungssituationen in Beruf und Partnerschaft, können kurzfristig die Gabe schlafanstoßender Medikamente für einige Wochen erforderlich machen. In Studien geprüft sind beispielsweise hochdosierte Baldrianwurzel-Präparate, wie Sedonium®, 2 Drg., 2 h vor dem Schlafengehen. Es ist allerdings etwas Geduld erforderlich. Der Nachtschlaf normalisiert sich bei vielen schlafgestörten Menschen erst nach einigen Abenden der regelmäßigen Einnahme.

Es gibt auch moderne synthetische Schlafmittel, die ein annähernd biologisches „normales" Schlafmuster herbeiführen können. Zu empfehlen sind beispielsweise Substanzen wie Zolpidem (Stilnox®/Bikalm®) 5–10 mg oder Zopiclon (Ximovan®) 10 mg. Die entsprechenden Medikamente sollten 1/2–1 Stunde vor dem Schlafengehen eingenommen werden. Gebräuchlich sind ferner wegen des schlafanstoßenden und beruhigenden Effektes auch noch Benzodiazepine. Entschließt man sich zu deren Einsatz, sollte man Präparate mit einer kurzen Halbwertszeit auswählen, um einen Überhang (hang over) an Benommenheit und Müdigkeit am nachfolgenden Morgen zu vermeiden. Infrage kommt beispielsweise Triazolam (Halcion®). Namentlich bei den Benzodiazepin-Präparaten besteht aber bei mehrwöchiger Einnahme die Gefahr einer Toleranzentwicklung, d.h. die Tendenz, die Dosis zu steigern, um noch den gewünschten schlafanstoßenden Effekt zu erzielen. Sowohl für alle Benzodiazepin-Präparate als auch die oben erwähnten moderneren, aber eben auch benzodiazepinähnlichen Schlafmittel sollte gelten, daß bei Einnahme von mehr als 2 Tabletten zur Nacht ein dringender Verdacht besteht, daß sich Gewöhnungseffekte einschleichen.

Bereits lange Zeit bestehende psychophysiologische Schlafstörungen sind häufig kompliziert zu behandeln. Dies zum einen, weil es erhebliche Störungen der Schlafrhythmik gibt, die es erforderlich machen, sorgsam die o.g. schlaffördernden Regeln einzuhalten. Gut ist es auch, ein „Schlaftagebuch" zu führen. Zum anderen haben derartig Erkrankte des öfteren und zumeist schon über längere Zeit Schlafmittel eingenommen. Dadurch ist die Schlafarchitektur nachhaltig gestört, die erwähnten Gewöhnungseffekte sind eingetreten. Aber selbst wo dies noch nicht der Fall ist, gibt es beim Absetzen von schlafanstoßenden Medikamenten häufig in den ersten Nächten quälende Schlafstörungen. Diese sind auf Gegenregulation des Organismus (Rebound-Phänomene) zurückzuführen. Im besten Fall hilft es hier einfach, mit etwas Geduld die Zeit durchzustehen und die bereits erwähnten schlaffördernden Regeln einzuhalten. Sind echte Gewöhnungseffekte eingetreten, dann können die schlafanstoßenden Medikamente nur in kleinen Schritten reduziert werden. Ziel ist und bleibt allerdings auch dann die Medikamentenfreiheit. Ist diese nicht erreichbar, sollten Benzodiazepin-Derivate zumindest durch die moderneren synthetischen Präparate mit geringerem Suchtpotential ersetzt werden.

Tritt zudem noch ein mehr oder minder ausgeprägter gemütsmäßiger Verstimmungszustand oder eine Angststörung hinzu, so empfehlen wir den Einsatz von Antidepressiva. Namentlich tri- und tetrazyklische Substanzen weisen schlafanstoßende und beruhigende Wirkungen auf, haben jedoch praktisch kein Suchtpotential. Die Mitarbeit langwierig schlafgestörter Menschen ist zur Normalisierung des Wach-Schlaf-Rhythmus unbedingt erforderlich, z.B. bei einer Schlafrestriktion; d.h., sehr regelmäßig wird zu einer bestimmten Zeit zu Bett gegangen, wobei man dann am nachfolgenden Morgen auch wieder zu einer festgesetzten Uhrzeit zeitig aufsteht. Indem man sich nur einen kurzen Nachtschlaf gönnt, tagsüber Nickerchen vermeidet, verbessert sich in der Regel der Schlaf in der verbleibenden, vergleichsweise kurzen Zeit der Nachtruhe.

Ähnlich ist die medikamentöse Therapie zur Normalisierung des Schlafes durch die bereits oben erwähnten Entspannungstechniken und durch eine ärztliche Analyse ungünstiger Gedanken und Erwartungen bezüglich des Schlafes zu unterstützen. Patienten mit hartnäckigen Schlafstörungen haben in der Regel katastrophisierende Vorstellungen über die Konsequenzen des Schlafmangels; sie setzen sich nachts oft selbst in Panik in der phantasierten Vorwegnahme des nachfolgenden schlechten Tages. Der Arzt sollte hier eine gelassene Einstellung zur Schlafstörung, verbunden mit der Zuversicht, daß diese schrittweise normalisiert werden kann, vermitteln.

Für Ihre Notizen

Demenzen

Demenzen

? Welche Symptome treten auf?

Patienten mit einer Demenz leiden unter den folgenden Beschwerden:

■ **Vergeßlichkeit.** Meist ist das Kurzzeitgedächtnis zuerst betroffen. Menschen mit einer beginnenden Demenz können sich z. B. Telefonnummern, Namen von Personen usw. nicht mehr gut merken. Manche Dinge werden nur wenige Minuten behalten. Das Altgedächtnis ist oft noch gut erhalten; so können sich die Patienten oft noch an lang zurückliegende Dinge erstaunlich gut erinnern, z. B., wie ihr erster Lehrer hieß. Wenn die Demenz schlimmer wird, können sich die Betroffenen allerdings auch zunehmend schlechter an weiter zurückliegende Tatsachen oder wichtige Dinge erinnern, wie z. B. an die Namen ihrer Kinder.

Auch Konzentration und Aufmerksamkeit sind reduziert. Dadurch haben die Patienten z. B. Schwierigkeiten, ihre Lebensmittel einzukaufen oder die Zubereitung des Essens zu planen, ihre Medikamente richtig einzunehmen, Rechnungen zu bezahlen oder sich in fremder Umgebung zurechtzufinden. Gefährliche Situationen können entstehen, wenn der Demenzkranke z. B. vergißt, den Herd auszustellen, oder Auto fährt.

■ **Orientierungsstörungen.** Menschen mit einer Demenz sind manchmal nicht orientiert; damit ist gemeint, daß sie das Datum nicht wissen, nicht sagen können, wo sie sich befinden, und manchmal auch nicht, wie sie heißen. Die betroffenen Personen können sich verlaufen oder manchmal ihre Wohnung nicht wiederfinden.

■ **Verwirrtheit.** Manchmal ist ein Demenzkranker stark verwirrt. So kann er z. B. selbst gute Bekannte verwechseln.

■ **Schlaflosigkeit und Unruhe.** Menschen mit einer Demenz leiden manchmal unter Unruhezuständen, die nicht selten vor allem nachts auftreten. Sie können plötzlich das Bett verlassen und umherirren. Auch der Schlaf ist häufig gestört.

■ **Verfolgungswahn.** Manchmal denkt ein Betroffener, daß andere Menschen etwas Böses gegen ihn im Schilde führen oder daß sie ihm Leid antun wollen. Wenn ein Patient etwas aus Vergeßlichkeit verlegt hat, vermutet er, daß man ihn bestohlen hat.

■ **Sprachstörungen.** Die Patienten suchen nach Worten oder können Gegenstände nicht benennen.

■ **Depressionen.** Nicht selten kommt es zu Niedergeschlagenheit und Traurigkeit.

■ **Einschränkung der praktischen Fertigkeiten.** Die Betroffenen haben zunehmend Schwierigkeiten, einfache Handlungen zu verrichten, wie z. B. sich anzuziehen.

■ **Vernachlässigung der Körperpflege.** Für die Angehörigen ist manchmal besonders schwer zu ertragen, daß Patienten mit einer Demenz die Körperpflege vernachlässigen oder die Kleidung nicht mehr sauber halten.

■ **Veränderungen der Persönlichkeit oder des Urteilsvermögens.** Bei den meisten Menschen mit einer Demenz ist die „Fassade erhalten". Sie sind freundlich und höflich wie früher und können oft sehr gut überspielen, daß sie sich nichts mehr merken können und viele Dinge nicht mehr verstehen. In einigen schwereren Fällen kommt es allerdings auch zu Veränderungen der Persönlichkeit. Diese Menschen können dann manchmal auch ohne Grund auf andere böse sein und sie sogar tätlich angreifen. Manche Betroffenen benehmen sich auch „daneben", erzählen an der falschen Stelle Witze oder sind anderweitig ohne Grund gemein zu ihren Mitmenschen, auf die sie ja nicht selten angewiesen sind.

Das Festhalten an alten Gewohnheiten und Intoleranz gegenüber der Meinung anderer ist auch nicht selten. Auch der sog. „Altersstarrsinn" gehört zu den Symptomen einer Demenz.

Die genannten Symptome müssen nicht ständig vorhanden sein: Manchmal kann der Betroffene völlig verwirrt, am nächsten Tag wieder völlig klar sein.

Oft führen sie dazu, daß der Betroffene sich nicht selbst versorgen kann. Auf die Verwandten, die die Pflege ihres Angehörigen übernehmen, kommt eine schwere Bürde zu. Manchmal sind sie mit der Pflege überfordert, z.B., weil sie selbst krank oder berufstätig sind. Dann muß manchmal eine Aufnahme in ein Alters- oder Pflegeheim erfolgen, auch wenn sich der Kranke „abgeschoben" fühlt oder die Verwandten ein schlechtes Gewissen haben.

? Welche Erscheinungsformen der Demenz gibt es?

Es gibt verschiedene Formen der Demenz. Die häufigste ist die sog. *Alzheimer-Erkrankung*. Sie macht bei zwei Drittel der Demenzfälle aus. Zunächst muß einmal gesagt werden, daß die oben genannten Symptome in gewisser Weise auf einen natürlichen Alterungsprozeß zurückzuführen sind. Es ist völlig natürlich, wenn Personen über 70–90 Jahren eine Verminderung der geistigen Leistungen zeigen. Wenn der natürliche geistige Abbauprozeß im Alter ein gewisses Maß nicht überschreitet, kann man eigentlich nicht von einer Krankheit sprechen. Wenn allerdings die Symptome einer Demenz schon mit 70, 60 oder gar 50 Jahren ausgeprägt auftreten, spricht man von einer Alzheimer-Krankheit im eigentlichen Sinne. Personen mit hoher Intelligenz bekommen seltener eine Demenz.

Bei einer seltenen Sonderform der Alzheimer-Demenz ist ein Erbfaktor bekannt.

Eine Sonderform, die in etwa einem Viertel der Alzheimer-Fälle auftritt, ist die sog. *Lewy-Körper-Demenz*. Bei dieser Form hat der Patient neben einer Demenz noch folgende Symptome: optische Halluzinationen, Zeichen der Parkinson-Erkrankung wie Störungen der Aufmerksamkeit und Wachheit.

Eine andere, seltenere Form der Demenz ist die sog. *Pick-Erkrankung*. Die Symptome dieser Erkrankung beginnen anders als die Alzheimer-Erkrankung. Während bei der Alzheimer-Erkrankung die Gedächtnisstörungen zu Beginn im Vordergrund stehen, kann die Pick-Erkrankung mit den oben beschriebenen charakterlichen Veränderungen beginnen, wie z.B. einer Enthemmung, einer Vergröberung des sozialen Verhaltens oder einer gefühlsmäßigen Verflachung. Im Gegensatz zur Alzheimer-Erkrankung ist das Stirnhirn stärker betroffen als die Schläfen- und Scheitellappen.

Eine andere häufige Form der Demenz ist die sog. „Multiinfarkt-Demenz" (auch vaskuläre Demenz oder Demenz vom Binswanger-Typ genannt). Bei dieser Demenz finden sich zusätzlich Veränderungen bei der neurologischen Untersuchung. Die Ursache dieser Demenz kann ein jahrelang bestehender Bluthochdruck sein, besonders, wenn dieser nicht behandelt wurde. Andere Risikofaktoren wie erhöhte Blutfette und Diabetes können hierzu beitragen.

Während bei einer Alzheimer-Demenz die Erkrankung stetig fortschreitet, kann es bei der Multiinfarkt-Demenz ein wechselndes Bild mit Verschlechterungen und Verbesserungen geben.

Personen, die jahrelang zuviel Alkohol getrunken haben, können ebenfalls eine Demenz bekommen.

Es gibt noch weitere seltene Demenzformen, die auf bestimmten neurologischen Erkrankungen beruhen.

? Was sind die Ursachen?

Die Ursachen der Demenzen sind meist unbekannt, bis auf die Fälle, in denen ein Erbfaktor vorliegt, oder die Multiinfarkt-Demenz, die mit einem jahrelang erhöhten Blutdruck zusammenhängt.

? Welche Untersuchungen sind erforderlich?

Im Gespräch mit dem Patienten und den Angehörigen kann der Arzt die Vermutung haben, daß eine Demenz vorliegt, wenn die oben genannten Symptome auftreten. Der Arzt wird eine vollständige medizinische Untersuchung durchführen, um andere Ursachen der Symptome auszuschließen. Mit Hilfe von einfachen psychologischen Tests (z. B. mit der „Mini Mental State Examination" – MMSE) kann das Ausmaß des geistigen Abbauprozesses festgestellt werden. Mit Hilfe einer Computertomographie (eine Art Röntgenaufnahme des Gehirns) kann festgestellt werden, ob bestimmte Teile des Gehirns an Größe verloren haben. Eventuell wird auch eine Kernspintomographie (Untersuchung in der „Röhre") vorgeschlagen. Mit Spezialuntersuchungen („SPECT" oder „PET") kann anhand des charakteristischen Bildes unterschieden werden, ob eine Alzheimer-Demenz oder eine Multiinfarkt-Demenz vorliegt.

Es gibt allerdings keinen Test, mit dem zweifelsfrei das Vorliegen einer bestimmten Demenzerkrankung bewiesen werden kann.

? Welche Behandlungsmöglichkeiten gibt es?

Leider ist die Medizin noch nicht so weit fortgeschritten, daß es befriedigende Behandlungsmöglichkeiten für die Demenz gibt.

In den letzten Jahren wurden einige Medikamente entwickelt, die bei einer Demenz angewendet werden können (z. B. Donezepil, Rivastigmin, Tacrin oder andere). Diese Medikamente können jedoch den Verlust von geistigen Fähigkeiten nicht rückgängig machen. Eine Heilung ist also nicht möglich. Nur in wenigen Fällen wird es zu einer Verbesserung der geistigen Fähigkeiten kommen. In anderen Fällen können die Medikamente den Abbauprozeß aber wenigstens zeitweilig aufhalten. Bei manchen Patienten zeigt sich nur eine unbefriedigende oder gar keine Wirkung.

- *Tacrin.* Dieses Medikament wurde bei Patienten mit leichter oder mäßiger Alzheimer-Demenz untersucht. Bei 20–30% der Behandelten kam es zu einer merkbaren Besserung. Die häufigsten Nebenwirkungen sind Magen-Darmbeschwerden und Erhöhungen der Leberwerte.
- *Donezepil.* Dieses Medikament kann zur Verbesserung oder Stabilisierung der geistigen Fähigkeiten führen. An Nebenwirkungen treten Schlaflosigkeit, Übelkeit, Erbrechen und Durchfall auf.
- *Rivastigmin.* Auch mit Rivastigmin kann die Bewältigung von Alltagsaktivitäten verbessert oder stabilisiert werden. Die wichtigsten Nebenwirkungen sind Schwäche, Gewichtsabnahme, Übelkeit, Erbrechen und Schläfrigkeit.
- *Andere Medikamente.* Andere Medikamente, wie Co-Dergocrin, Piracetam oder Pyritinol können möglicherweise ebenfalls bei Demenzen helfen. Vitamin E und Ginkgo biloba müssen noch genauer untersucht werden, bevor eine Wirkung zweifelsfrei nachgewiesen werden kann.

Unruhe- und Verwirrtheitszustände. Schwere Unruhe- und Verwirrtheitszustände können mit bestimmten Medikamenten aus der Klasse der Neuroleptika behandelt werden. Diese Medikamente sollten allerdings nur in schweren Fällen dauerhaft angewendet werden. Bei kurzzeitiger Behandlung gilt z. B. die Anwendung von Haloperidol als sicher. Treten allerdings sog. extrapyramidalmotorische Nebenwirkungen auf (diese können sich z. B. in einer Steifigkeit der Gliedmaßen äußern), sollte man auf schwächere Neuroleptika wie z. B. Pipamperon oder Melperon umstellen.

Beruhigungs- oder Schlafmittel aus der Gruppe der Benzodiazepine sind bei schweren Unruhezuständen weniger gut geeignet als Neuroleptika. Diese Medikamente können z. T. bei Demenzkranken eine gegenteilige Wirkung erzielen: Anstatt die Unruhe zu bessern, können sie Erregungszustände auslösen und Symptome wie Vergeßlichkeit oder Verwirrtheit verstärken.

Empfehlungen zur Patienteninformation
U. Trenckmann B. Bandelow
Psychiatrie und Psychotherapie
© Steinkopff Verlag, Darmstadt 1999

Verwirrtheitszustände können auch dadurch entstehen, daß der Patient nicht genug getrunken hat. Ältere Menschen trinken oft weniger als notwendig. Die Gabe von Getränken oder von Infusionen kann dann die Symptome recht rasch bessern.

■ **Depressionen.** Bei Demenzkranken können Depressionen auftreten, die z. T. damit zu erklären sind, daß der Patient seine Situation wahrnimmt und nicht gut verarbeiten kann. Bei diesen Patienten können z. B. Mittel aus der Gruppe der selektiven Serotoninwiederaufnahmehemmer (siehe S. 119) oder andere Antidepressiva gegeben werden.

Praktische Tips für Betroffene und Angehörige

■ **Einkaufszettel.** Viele Dinge kann man sich nicht mehr merken. Es ist daher sinnvoll, sich kleine Erinnerungszettel zu machen, wie z. B. Einkaufszettel.

■ **Medikamente.** Menschen mit einer Demenz müssen oft – wegen anderer Erkrankungen – zahlreiche Medikamente nehmen. Es kann fatale Folgen haben, wenn der Patient wegen seiner Vergeßlichkeit zuwenige oder zuviele Medikamente einnimmt. Es gibt in Apotheken praktische Behältnisse zu kaufen, in die die Medikamente für die ganze Woche für morgens, mittags und abends eingeordnet werden können – z. B. von einem Verwandten oder anderen Helfern. Die Patienten sollten immer einen Zettel bei sich tragen, aus dem die eingenommenen Medikamente und andere Erkrankungen wie z. B. Diabetes hervorgehen.

■ **Namensschild.** Da Demenzkranke manchmal in Verwirrtheitszuständen das Haus verlassen und sich nicht zurechtfinden, könnte eine Namensschildchen helfen, wenn Helfer den Kranken nach Hause zurückbringen wollen.

■ **Elektronische Hilfen.** Mit elektronischen Hilfen können Angehörige gewarnt werden, wenn ein schwer Demenzkranker das Haus verläßt, obwohl er sich nicht orientieren kann.

■ **Pflegeversicherung.** Unter Umständen können die Leistungen der Pflegeversicherung in Anspruch genommen werden. Der Betroffene oder ein Angehöriger muß hierzu einen Antrag stellen. Dann wird eine Einteilung in eine Pflegeklasse vorgenommen, die sich nach dem Grad der Einschränkung richtet. Danach entscheidet sich, ob und wieweit die Krankenkasse z. B. eine Pflegekraft bezahlt.

■ **Betreuung.** Personen mit einer Demenz können manchmal nicht mehr für sich selbst sorgen (z. B. ihre Rechnungen bezahlen oder Verträge unterschreiben). Dann kann es notwendig sein, eine „Betreuung" einzurichten (siehe S. 157).

■ **Wo kann man Hilfe bekommen?** Bei Ihrem Hausarzt, einem Facharzt für Psychiatrie und Neurologie, bei spezialisierten Zentren zur Behandlung von Demenzen an den Universitätskliniken, bei der Deutschen Alzheimer-Gesellschaft.

Borderline-Persönlichkeit

Borderline-Persönlichkeit

Seite 89–92

? Was ist eine Borderline-Persönlichkeit?

Über die Persönlichkeit des Menschen und verschiedene Persönlichkeitstypen ist viel gesagt und geschrieben worden. Zum Glück gibt es den völlig normalen Menschen nicht. Wir alle weisen in unseren Persönlichkeitscharakteristika Abweichungen von einer – wie auch immer gearteten – Durchschnittsnorm auf. Diese Abweichungen können aber unter Umständen so erheblich sein, daß sie eine befriedigende Bewältigung des Alltages verhindern, persönliche Entwicklungschancen blockieren, oder auch Verhaltensauffälligkeiten eines einzelnen seine mitmenschliche Umwelt belasten. In einem solchen Fall spricht man von Persönlichkeitsstörung. Eine besonders tiefgreifende Persönlichkeitsstörung stellt die sog. „Borderline-Persönlichkeit" (engl. Borderline = Grenze) dar.

Es handelt sich um Menschen, die stabil in ihrer Instabilität sind. Immer wieder kommt es bei den Betroffenen zu extremen Schwankungen zwischen gefühlsmäßigen „Hochs" und „Tiefs". Borderline-gestörte Persönlichkeiten denken und fühlen in einer Art von Schwarz-Weiß-Raster. So bewerten sie auch Persönlichkeiten ihrer nächsten Umgebung. Wenden sie sich an einen Arzt oder Therapeuten, wird dieser beispielsweise zu Beginn der Behandlungsbeziehung mit riesigen Erwartungen und einem „totalen" Vertrauensvorschuß bedacht, was dann mehr oder minder zwangsläufig in extreme Enttäuschung einmündet, wenn der oder die Behandler dem nicht entsprechen. Ebenso verfahren Borderline-gestörte Menschen mit sich selbst, erwarten von sich riesig viel und sind grenzenlos enttäuscht, wenn sie selbst oder widrige Umstände es nicht zulassen, das hohe gesetzte Ziel zu erreichen.

? Welche persönlichkeitspsychologischen Ursachen gibt es?

Menschen mit einer Borderline-Störung weisen eine besondere Fragilität (Brüchigkeit) im Kernbereich der Persönlichkeit, dem in der Sprache psychoanalytischer Objektbeziehungstheorien sog. „Selbst" auf. Alltagssprachlich würde man sagen, ihnen fehlt so etwas wie ein ruhender Pol in ihrem Inneren oder ein stabiler Kern ihrer Persönlichkeit. Menschen mit einer Borderline-Persönlichkeit können sich nicht vorstellen, daß sie um ihrer selbst willen gemocht werden; im tiefsten Inneren ist nicht ein Gefühl von Urvertrauen in sich selbst, in die eigenen Stärken und Schwächen, sondern Leere, Angst und Depressivität. Auf die unterschiedlichste Art und Weise bauen Borderline-gestörte Menschen Schutzhüllen um ihr stark verletzliches Selbst auf. Sie können sich beispielsweise nach außen als „coole Machertypen" darstellen, oder aber vielfältige psychische und psychosomatische Störungen „demonstrieren", um Aufmerksamkeit und Zuwendung von der Umwelt zu bekommen. Andere Menschen werden so instrumentalisiert: Sie werden nicht als wirkliche, symmetrische Beziehungspartner mit Stärken und Schwächen angesehen; vielmehr ist es im Verständnis des Erkrankten gleichsam die Aufgabe seiner Umwelt, ihn ständig zu bestärken, verstärkend zu unterstützen, ihm auf irgendeine Art und Weise etwas zu geben. Mangel an „gesunder Selbstliebe" wird ersetzt durch ein exzessives Einfordern von Aufmerksamkeit, Verständnis und „Liebe" anderer. Diesen Mangel an gesundem Selbstvertrauen und Wertschätzung der eigenen Person bezeichnet man auch als narzißtisches Defizit. Die Ausbeutung anderer Menschen zur Be-

Empfehlungen zur Patienteninformation
U. Trenckmann   B. Bandelow
Psychiatrie und Psychotherapie
© Steinkopff Verlag, Darmstadt 1999

friedigung dieses tiefverwurzelten Defizits bezeichnet der Fachmann als „narzißtische Fütterung". In ihrem (unbewußten) Streben, andere Menschen zu instrumentalisieren und zu manipulieren, bewirken Borderline-gestörte Menschen in ihrer Umgebung häufig Polarisierungen der Meinungen und Konflikte. Sie neigen dazu, zwischenmenschliche Beziehungen in „Gut" und „Böse" aufzuspalten. Entweder ist jemand der absolut beste Freund, stets verfügbar und grenzenlos verständig, oder er erscheint dem Borderline-Gestörten in abgrundtiefer Enttäuschung als ein Mensch, auf den überhaupt kein Verlaß ist, als falsch und schlecht. Brauchbare Integrationslösungen und Kompromisse treffen Borderline-Persönlichkeiten kaum.

? Wie ist das Beschwerdebild?

Die von Borderline-gestörten Menschen geklagten Beschwerden sind vielgestaltig. Im tiefsten Inneren bestehen fast immer Gefühle der Leere und einer Art von Schwermut. Das leibliche und seelische Befinden ist beeinträchtigt und Schwankungen unterworfen. Gemeinsamer Nenner ist jedoch, wie eingangs erwähnt, das Stabil-Instabile. Zeiten guter Verfassung wechseln oft recht unvermittelt und für die Umwelt kaum nachvollziehbar mit schlechten. Alltägliches Verhalten schlägt jäh um in gravierende Verhaltensauffälligkeiten. Dies hat mit der beschriebenen Instabilität in der Persönlichkeit Borderline-gestörter Menschen zu tun. Sie sind also Personen, die ständig im Grenzbereich zwischen psychischem und physischem Zusammenbruch und Reorganisation leben. Der brüske Wechsel in Verhalten und Verfassung von Borderline-Persönlichkeiten ist nicht nur belastend für die Betroffenen selbst, sondern auch für ihre Umwelt. Sie erscheinen als wenig kalkulierbare und wenig verläßliche Menschen. Manchmal leidet die Umwelt mehr als die Betroffenen selbst. Das führte in früherer Zeit dazu, daß man Boderline-gestörte Menschen mit dem negativen Stempel des „Psychopathen" versah. Man unterstellte, daß die Betroffenen sich nicht ändern wollten und keinen eigenen Leidensdruck hätten. Im Abschnitt über die Behandlung wird zu zeigen sein, daß dem in der Regel nicht so ist.

Bei aller nach außen gezeigten Fassade erspüren Menschen mit einer Borderline-Störung häufig ihre tiefliegenden Defizite. Die tiefsitzende Angst, Leeregefühle und Depressivität werden mit hypochondrischen Reaktionen abgewehrt, führen aber auch oft zu depressiven Verstimmungszuständen. Die ausgeprägten Verhaltensschwankungen führen häufig dazu, daß sich Borderline-gestörte Menschen zunehmend isolieren, partnerschaftlich und beruflich nicht recht Fuß fassen. Das verstärkt oft sekundär die negative Selbsteinschätzung und die Neigung zur Depression. Um sich selbst irgendwie zu spüren, gibt es auch Borderline-Patienten, die sich selbst Verletzungen beibringen oder aber „auf Raten" selbst schädigen, zum Beispiel durch exzessiven Alkohol- und Drogenmißbrauch. Die Neigung zur Instabilität im Psychischen bedingt oft aber auch durch die Betroffenen selbst schwer kontrollierbare, heftige Reaktionen gegenüber der Umwelt mit aggressiven Zügen (Gereiztheit, Zorn, Wut, Erregungszustände). Wiederum gibt es Borderline-gestörte Menschen, die das Gefühl innerer Leere und Depressivität durch willkürlich herbeigeführtes rauschhaftes Erleben, z. B. Glücksspiel oder sexuelle Exzesse, überdecken.

? Welche Behandlungsmöglichkeiten gibt es?

Am Anfang ist es sowohl für die Betroffenen selbst als auch für ihre Angehörigen wichtig anzuerkennen, daß es sich um krankheitswerte Verhaltensabweichungen und psychische Störungen handelt. Dies fällt vielmals schwer. Oft wird jemand einfach als schwieriger Charakter, als unleidlicher Mensch oder, wie oben schon gesagt, als „Psychopath" beschrieben, der sich schon anders verhalten könnte, wenn er nur wollte. Da es sich bei der Borderline-Persönlichkeit um eine tiefgreifende Störung im Kernbereich einer Person handelt, ist der psychotherapeutische Zugang langwierig und schwierig. Am Anfang steht der Aufbau einer tragfähigen Arzt-Patienten-Beziehung. Dies ist deshalb nicht leicht, weil gerade Beziehungsstörungen ein zentrales Problem des Borderline-Patienten sind. An den Behandler ist die Anforderung gestellt, die immer neuen Erprobungen der Belastungsfähigkeit der Beziehung durch den Borderline-gestörten Patienten aus- und durchzuhalten, einen „goldenen Mittelweg" von Distanz und Nähe zu finden. In der therapeutischen Führung von Borderline-Patienten ist es wichtig, immer wieder innezuhalten, den Stand der Beziehung zu reflektieren, realistische und unrealistische Erwartungen des Patienten zu reflektieren und ggf. zu korrigieren. Immer wird man auf das bereits beschriebene „Schwarz-Weiß-Muster" stoßen. Es kommt im therapeutischen Gespräch darauf an, realitätsnahe Zwischentöne zu vermitteln, riesige Erwartungen, abgrundtiefe Enttäuschungen auf ein realistisches mittleres Maß zurückzuführen. In ähnlicher Weise sollten sich Angehörige verhalten. Die Frage darf nicht lauten, entweder völlig vereinnahmt zu werden oder gänzlich zurückgestoßen zu sein. Es gilt, so etwas wie die „goldene Mitte" zu finden. Alles was die Autonomie des Betroffenen stärkt, was gesundes Selbstvertrauen fördert und für ihn erreichbare Ziele beinhaltet, sollte bekräftigt werden.

Manchmal sind die Schwankungen in der psychischen Verfassung und im Verhalten so stark, daß sich stimmungsausgleichende und stabilisierende Medikamente für einige Zeit nicht umgehen lassen. Zu deren Wirksamkeit ist jedoch einschränkend zu sagen, daß es sich dabei nur um eine sog. symptomatische Behandlung handelt. Meist werden niedrigpotente (stärker beruhigende) Neuroleptika, Antidepressiva und Anxiolytika (z.B. vom Typ des Buspiron) eingesetzt. Vermieden werden sollten aber alle suchterzeugenden Medikamente, wie sie viele Beruhigungs-, Schlaf- und Schmerzmittel darstellen. Da die Störung den Kernbereich der Persönlichkeit betrifft, liegt nahe, daß die Behandlung des Patienten durch den Arzt bei beiden viel Geduld erfordert.

Empfehlungen zur Patienteninformation
U. Trenckmann   B. Bandelow
Psychiatrie und Psychotherapie
© Steinkopff Verlag, Darmstadt 1999

Für Ihre Notizen

Teil 2 BEHANDLUNGSVERFAHREN

Medikamentöse Behandlungen

Allgemeines zur Einnahme von Psychopharmaka

Psychopharmaka (Medikamente, die im Gehirn wirken) haben bei manchen Leuten einen schlechten Ruf. In Umfragen, die der deutsche Psychiater Angermeyer 1993 durchführte, kamen die Psychopharmaka in der Meinung der deutschen Bevölkerung denkbar schlecht weg. In dieser Umfrage wurden „normale Bürger" (also nicht die betroffenen Patienten oder ihre Angehörigen) zu ihrer Meinung bezüglich der Behandlung von Schizophrenien, Depressionen oder Panikstörungen befragt. Bei allen drei Krankheiten nehmen die meisten Menschen an, daß Psychopharmaka die Krankheiten eher schlimmer machen anstatt sie zu bessern. Fachleute sind da allerdings anderer Ansicht. Bei der Behandlung mancher psychischer Krankheiten sind Psychopharmaka unverzichtbar. Meist haben die betroffenen Patienten oder ihre Angehörigen eine viel bessere Meinung über Psychopharmaka als Menschen, die psychische Krankheiten nur vom Hörensagen kennen.

Nicht selten werden aber Patienten, die Psychopharmaka einnehmen müssen, dadurch verunsichert, daß Freunde oder Angehörige ihnen raten, diese Mittel wieder abzusetzen. Sie sollten sich dann nicht beirren lassen und dem Fachmann (z.B. einem Psychiater oder Nervenarzt) vertrauen, der in der Lage ist, solche Mittel fachgerecht zu verordnen.

? Wer muß Psychopharmaka einnehmen?

Psychopharmaka helfen bei einer Vielzahl seelische Erkrankungen wie z.B. Depressionen, Psychosen oder Angsterkrankungen.

? Welche Psychopharmaka gibt es?

Die wichtigsten Gruppen der Psychopharmaka sind Antidepressiva, Neuroleptika, Beruhigungs- oder Schlafmittel und Mittel zur Verhinderung von Rückfällen bei phasenhaft verlaufenden Erkrankungen. Diese verschiedenen Arten von Psychopharmaka werden in den folgenden Kapiteln näher erläutert. Die Tabelle 1 (siehe S. 98–100) enthält eine Liste der gebräuchlichsten Psychopharmaka.

? Machen Psychopharmaka abhängig?

Viele Menschen denken, daß alle Psychopharmaka abhängig machen. Dies ist nicht richtig: Antidepressiva, Neuroleptika und zahlreiche andere Psychopharmaka machen nicht abhängig. Allerdings können bestimmte Personen bei längerdauernder Einnahme von Beruhigungsmitteln (z.B. aus der Gruppe der Benzodiazepine) eine Sucht entwickeln. Diese Sucht äußert sich dann in der Unfähigkeit, das Medikament abzusetzen und manchmal in einem Verlangen nach einer Dosissteigerung.

? Verändern Psychopharmaka die Persönlichkeit?

Der Einsatz von Medikamenten in der Behandlung psychischer Störungen löst fast regelmäßig Befürchtungen aus. Patienten stellen sich die Frage, ob ihre persönlichen Eigenarten, Verhaltensweisen und Charakterzüge durch die Tabletten beeinflußt werden können. Oft gibt es auch ein Gefühl, sich

Tabelle 1. Psychopharmaka. Wenn Sie in dieser Tabelle nach einem bestimmten Medikament suchen, müssen Sie auf der Medikamentenpackung oder in der Packungsbeilage nach dem Wirkstoffnamen suchen. Ein Medikament hat einen Handelsnamen (z. B. „Aspirin") und einen Wirkstoffnamen (z. B. „Acetylsalicylsäure"). „Mood Stabilizer" sind Mittel zur Verhinderung von Rückfällen bei phasenhaft verlaufenden Krankheiten (z. B. bei manisch-depressiver Erkrankung)

Wirkstoffname	Gruppe	Untergruppe
Alprazolam	Beruhigungsmittel	Benzodiazepin
Amisulprid	Neuroleptikum	
Amitriptylin	Antidepressivum	Trizyklisches Antidepressivum
Amitriptylinoxid	Antidepressivum	Trizyklisches Antidepressivum
Benperidol	Neuroleptikum	
Bromazepam	Beruhigungsmittel	Benzodiazepin
Bromperidol	Neuroleptikum	
Brotizolam	Schlaf- und Beruhigungsmittel	Benzodiazepin
Carbamazepin	„Mood Stabilizer", Antiepileptikum	
Chloralhydrat	Schlaf- und Beruhigungsmittel	
Chlordiazepoxid	Schlaf- und Beruhigungsmittel	Benzodiazepin
Chlorpromazin	Neuroleptikum	
Chlorprothixen	Neuroleptikum	
Citalopram	Antidepressivum	Selektiver Serotoninwiederaufnahmehemmer
Clobazam	Schlaf- und Beruhigungsmittel	Benzodiazepin
Clomipramin	Antidepressivum	Trizyklisches Antidepressivum
Clopenthixol	Neuroleptikum	
Clothiapin	Neuroleptikum	
Clotiazepam	Schlaf- und Beruhigungsmittel	Benzodiazepin
Clozapin	Neuroleptikum	Atypisches Neuroleptikum
Desipramin	Antidepressivum	Trizyklisches Antidepressivum
Diazepam	Schlaf- und Beruhigungsmittel	Benzodiazepin
Dibenzepin	Antidepressivum	Trizyklisches Antidepressivum
Dikaliumcloazepat	Schlaf- und Beruhigungsmittel	Benzodiazepin
Diphenhydramin	Schlaf- und Beruhigungsmittel	Antihistaminikum
Donezepil	Mittel zur Behandlung von Hirnleistungsstörungen	
Dosulepin	Antidepressivum	Trizyklisches Antidepressivum
Dothiepin	Antidepressivum	Trizyklisches Antidepressivum
Doxepin	Antidepressivum	Trizyklisches Antidepressivum
Doxylamin	Schlaf- und Beruhigungsmittel	Antihistaminikum
Droperidol	Neuroleptikum	
Fluoxetin	Antidepressivum	Selektiver Serotoninwiederaufnahmehemmer
Flupentixol	Neuroleptikum	
Fluphenazin	Neuroleptikum	
Fluspirilen	Neuroleptikum	
Fluvoxamin	Antidepressivum	Selektiver Serotoninwiederaufnahmehemmer
Haloperidol	Neuroleptikum	
Hydroxin	Schlaf- und Beruhigungsmittel	Antihistaminikum
Hypericum (Johanniskraut)	Pflanzliches Antidepressivum	
Imipramin	Antidepressivum	Trizyklisches Antidepressivum
Ketazolam	Schlaf- und Beruhigungsmittel	Benzodiazepin

Tabelle 1 (Fortsetzung)

Wirkstoffname	Gruppe	Untergruppe
Levomepromazin	Neuroleptikum	
Lithiumacetat	„Mood Stabilizer"	
Lithiumaspartat	„Mood Stabilizer"	
Lithiumcarbonat	„Mood Stabilizer"	
Lithiumcitrat	„Mood Stabilizer"	
Lithiumglukonat	„Mood Stabilizer"	
Lithiumsulfat	„Mood Stabilizer"	
Lofepramin	Antidepressivum	Trizyklisches Antidepressivum
Lorazepam	Schlaf- und Beruhigungsmittel	Benzodiazepin
Maprotilin	Antidepressivum	Gruppe „andere Antidepressiva"
Melitracen	Antidepressivum	Trizyklisches Antidepressivum
Melperon	Neuroleptikum	
Metaclazepam	Schlaf- und Beruhigungsmittel	Benzodiazepin
Mianserin	Antidepressivum	Gruppe „andere Antidepressiva"
Mirtazapin	Antidepressivum	Gruppe „andere Antidepressiva"
Moclobemid	Antidepressivum	Reversibler, selektiver MAO-Hemmer
Moperon	Neuroleptikum	
Nefazodon	Antidepressivum	Gruppe „andere Antidepressiva"
Nortriptylin	Antidepressivum	Trizyklisches Antidepressivum
Olanzapin	Neuroleptikum	Atypisches Neuroleptikum
Oxazepam	Schlaf- und Beruhigungsmittel	Benzodiazepin
Oxazepam	Schlafmittel	Benzodiazepin
Oxazolam	Schlaf- und Beruhigungsmittel	Benzodiazepin
Paroxetin	Antidepressivum	Selektiver Serotoninwiederaufnahmehemmer
Penfluridol	Neuroleptikum	
Perazin	Neuroleptikum	
Periciazin	Neuroleptikum	
Perphenazin	Neuroleptikum	
Pimozid	Neuroleptikum	
Pipamperon	Neuroleptikum	
Pipothiazin	Neuroleptikum	
Prazepam	Schlaf- und Beruhigungsmittel	Benzodiazepin
Promazin	Neuroleptikum	
Promethazin	Schlaf- und Beruhigungsmittel	Antihistaminikum
Prothipendyl	Neuroleptikum	
Quetiapin	Neuroleptikum	Atypisches Neuroleptikum
Reboxetin	Antidepressivum	Selektiver Noradrenalinwiederaufnahmehemmer
Risperidon	Neuroleptikum	Atypisches Neuroleptikum
Sertindol	Neuroleptikum	Atypisches Neuroleptikum
Sertralin	Antidepressivum	Selektiver Serotoninwiederaufnahmehemmer
Sulpirid	Neuroleptikum	
Tacrin	Mittel zur Behandlung von Hirnleistungsstörungen	
Thioridazin	Neuroleptikum	
Tranylcypromin	Antidepressivum	Irreversibler MAO-Hemmer
Trazodon	Antidepressivum	Gruppe „andere Antidepressiva"

Empfehlungen zur Patienteninformation
U. Trenckmann B. Bandelow
Psychiatrie und Psychotherapie
© Steinkopff Verlag, Darmstadt 1999

Tabelle 1 (Fortsetzung)

Wirkstoffname	Gruppe	Untergruppe
Triazolam	Schlaf- und Beruhigungsmittel	Benzodiazepin
Trifluoperazin	Neuroleptikum	
Trifluperidol	Neuroleptikum	
Triflupromazin	Neuroleptikum	
Trimipramin	Antidepressivum	Trizyklisches Antidepressivum
Valproinsäure	„Mood Stabilizer", Antiepileptikum	
Venlafaxin	Antidepressivum	Serotonin/Noradrenalinwiederaufnahmehemmer
Viloxazin	Antidepressivum	Gruppe „andere Antidepressiva"
Ziprasidon	Neuroleptikum	Atypisches Neuroleptikum
Zolpidem	Schlafmittel	Neue Nichtbenzodiazepin-Hypnotika
Zopiclon	Schlafmittel	Neue Nichtbenzodiazepin-Hypnotika
Zotepin	Neuroleptikum	
Zuclopenthixol	Neuroleptikum	

auszuliefern. Die Vorstellung, das eigene Fühlen und Denken und persönliche Bestrebungen werden von einer Pille gesteuert, bereitet Unbehagen. Oder wird gar die „chemische Keule" eingesetzt, um die eigene Person so zu verändern, wie es andere von einem erwarten? Es ist ein weit verbreitetes Vorurteil, daß Psychopharmaka die Persönlichkeit der Menschen verändern können. Dies ist aber nicht richtig. Weder kann aus einem frei denkenden fröhlichen Menschen ein willenloser Roboter gemacht werden noch aus einem zurückhaltenden, schüchternen Menschen ein spritziger Alleinunterhalter. Psychopharmaka können lediglich einen krankhaften Zustand wieder in den Normalzustand bringen.

? Wie wirken Psychopharmaka?

Im Gehirn verlaufen Nervenbahnen, die man sich wie Kabel in einem elektrischen Gerät vorstellen muß. Auch im Gehirn verläuft die Nachrichtenübertragung auf elektrischem Wege, wobei ein Kabel aus einer einzigen langen Nervenzelle besteht. Bei manchen seelischen Erkrankungen ist die Übertragung am Übergang zwischen zwei Nervenzellen („Lötstelle") gestört. Diese Übertragung geschieht mit Hilfe von Neurotransmittern („Botenstoffen"), wie z.B. Serotonin oder Dopamin. Psychopharmaka greifen an dieser Stelle ein, indem sie die gestörte Nervenübertragung wieder in den Normalzustand versetzen.

Es erscheint oft wenig plausibel, daß Gefühle, Stimmungen, seelischer Elan, Wahrnehmungen, Erleben und Denken durch „Chemie für die Seele" beeinflußt werden können. Das menschliche Gehirn kann in seiner Struktur und Funktion genauso Störungen unterliegen wie jedes andere Organ des Menschen. Anders als beispielsweise die Niere ist jedoch das menschliche Gehirn bei Geburt kein fertiges, voll funktionsfähiges Organ. Das Gehirn ist zwar in mancher seiner Funktionen und Fehlfunktionen von bestimmten Anlage- und Erbfaktoren abhängig, wird daneben aber auch durch Lernen, Belastungen und Streßfaktoren im Verlauf des Lebensweges geprägt und verändert. Gehirnzentren für gemütsmäßige Stimmung, Affekte und seelischen Antrieb beispielsweise können zum einen anlagebedingt vermehrt „störanfällig" sein; sie können aber auch durch die Einwirkung biochemischer Veränderungen als Ausdruck belastender und überfordernder Lebensumstände in ihrer Funktion gestört werden. Daher liegt es nahe, daß bei geeigneter Einflußnahme durch ein Medikament solche biologischen Fehlfunktionen korrigiert werden können. Alle modernen Psychopharmaka werden immer mehr so entwickelt, daß sie möglichst behutsam gestörte biochemische Prozesse im Gehirn wieder normalisieren. Dies führt dazu, daß sich Störungen des Seelenlebens im Bereich des Wahrnehmens, des Fühlens, des Erlebens und Denkens, aber auch der Willensbildung und damit des Verhaltens schrittweise normalisieren können. Nicht die Veränderung einer Person ist Ziel einer Behandlung mit Psychopharmaka, sondern die Wiedererlangung der „alten" persönlichen Fähigkeiten.

? „Stellen (mich) Psychopharmaka nur ruhig?"

Auch dies ist ein Vorurteil. Viele Menschen denken, daß Psychopharmaka ihre Wirkung lediglich dadurch ausüben, daß sie den Patienten müde machen. In Wirklichkeit können Psychopharmaka sehr viele verschiedene Wirkungen ausüben: Z.B. gibt es Medikamente, die hauptsächlich gegen Verfolgungswahn helfen, andere, die gegen Niedergeschlagenheit helfen und wieder andere, die Rückfälle psychischer Krankheiten verhindern. Nicht alle machen müde. Manche Psychopharmaka verbessern z.B. den Antrieb, wenn der Patient bei einer Depression unter ständiger Müdigkeit und Abgeschlagenheit leidet. Bei anderen Medikamenten dagegen ist die beruhigende Wirkung erwünscht und wird gezielt eingesetzt.

Manchmal ist die beruhigende Wirkung allerdings eine unerwünschte Nebenwirkung, die angesichts der Schwere einer psychischen Erkrankung in Kauf genommen werden muß.

? Sind die Nebenwirkungen schlimmer als die Krankheit?

Psychopharmaka haben nicht selten Nebenwirkungen, die in den folgenden Kapiteln näher dargestellt werden. Leider ist die medizinische Forschung noch nicht so weit, daß man schwere psychische Erkrankungen völlig ohne Nebenwirkungen wegzaubern kann. Bei manchen schwerwiegenden Erkrankungen müssen diese Nebenwirkungen allerdings in Kauf genommen werden. Kein Arzt würde Psychopharmaka verordnen, wenn am Ende die Nebenwirkungen schlimmer als die Krankheit wären. Wenn Psychopharmaka nicht eingenommen werden, kann das manchmal schwerwiegende Folgen haben, wie z.B. Gewalttätigkeit gegen andere Menschen oder Selbstmordgedanken.

Leider gibt es auch Patienten, die schnell vergessen, wie gut die Medikamente bei ihnen geholfen haben. Sie glauben, auch ohne sie zurechtzukommen, und setzen sie ab – mit der hohen Gefahr eines Rückfalls.

? Ist Psychotherapie nicht besser als Psychopharmaka?

Die oben erwähnte Umfrage in der deutschen Bevölkerung ergab auch, daß die meisten Leute glauben, daß eine Psychotherapie praktisch immer besser wirkt als eine Behandlung mit Psychopharmaka. Es wäre schön, wenn man alle seelische Krankheiten ausschließlich mit Gesprächen und Übungen behandeln könnte. Leider gibt es seelische Krankheiten, bei denen fast nur die medikamentöse Behandlung Erfolg hat und eine Psychotherapie nur eine zusätzliche, unterstützende Funktion besitzt. Aufgrund von wissenschaftlichen Untersuchungen weiß man heute, bei welchen Krankheiten welche Therapieformen besser helfen als andere.

Die Einnahme eines Psychopharmakons ist keinesfalls Ausdruck einer Niederlage oder einer Kapitulation vor der Erkrankung. Vielmehr ist es ratsam, sich – wie bei einer körperlichen Erkrankung – auch bei einer seelischen Störung möglichst viele Hilfestellungen geben zu lassen. Ein Standbein der psychiatrischen Therapie sind Psychopharmaka, ein weiteres die verschiedenen Formen von Psychotherapien. Für die Auseinandersetzung mit der eigenen psychischen Erkrankung bedarf es aber eines gewissen Maßes an seelischer Stabilität. Manchmal sind die Betroffenen zu Beginn einer Behandlung zu krank, zu beeinträchtigt oder zu leidend für Psychotherapie. Gerade in diesem Fall liegt das Schwergewicht des ersten Behandlungsschrittes auf die Psychopharmakotherapie. Zum Beispiel ist ein Mensch mit schwerer Depression oft noch nicht psychotherapiefähig. Sein Antrieb ist zu blockiert, die Grübeleien führen dazu, daß sich die Gedanken im Kreise drehen und der Betroffene für Psychotherapien hinsichtlich Aufmerksamkeit und Konzentration noch viel zu beein-

Empfehlungen zur Patienteninformation
U. Trenckmann   B. Bandelow
Psychiatrie und Psychotherapie
© Steinkopff Verlag, Darmstadt 1999

trächtigt ist. Nach einigen Wochen psychopharmakologischer Behandlung hingegen lichten sich – bildlich gesprochen – die schweren grauen Wolken über dem Gemüt, die Betroffenen können sich zumindest „in guten Stunden" schon mit der eigenen Erkrankung, ihrer Person und ihrer Lebenssituation auseinandersetzen.

? Helfen Psychopharmaka auf Dauer?

In der Regel helfen Psychopharmaka nur so lange wie sie eingenommen werden. Antidepressiva allerdings haben auch eine Wirkung, die nach der letzten Einnahme noch lange (d.h. einige Wochen oder Monate) anhalten kann. Manche Erkrankungen verlaufen schubförmig. Das heißt, daß die Medikamente nach einer gewissen Zeit wieder abgesetzt werden (allerdings erst dann, wenn der Arzt hierzu rät).

Die Tatsache, daß manche Psychopharmaka nicht auf Dauer wirken, sollte man nicht zum Anlaß nehmen, sie überhaupt nicht einzunehmen. Sicher wäre es schön, wenn die Wissenschaft Mittel erfinden würde, die die Krankheiten ein für alle Mal wegzaubern könnten. Aber auch ein Zuckerkranker muß sich z. B. damit abfinden, daß er ein Leben lang Insulin spritzen muß – sonst würde er früher sterben.

Es wird oft gesagt, daß eine Psychotherapie im Gegensatz zu den Psychopharmaka eine dauerhafte Wirkung habe. Aber auch bei Krankheiten, bei denen eine Psychotherapie helfen könnte, ist nicht garantiert, daß die Krankheit vollständig und für immer beseitigt wird.

? Kann man seelische Krankheiten nicht besser mit natürlichen Mitteln heilen?

Viele Patienten haben die Hoffnung, daß man seelische Krankheiten mit natürlichen Mitteln, also Zubereitungen aus Pflanzen oder homöopathischen Mitteln, heilen kann. Groß ist die Zahl der mit oder ohne Rezept erhältlichen Zubereitungen, die zur Behandlung aller Arten von seelischen Störungen angeboten werden. Allerdings ist bei vielen dieser Mittel nie erprobt worden, ob sie wirklich helfen.

Nur für bestimmte Extrakte aus dem Johanniskraut konnte eine Wirkung bei leichten und mittelschweren Depressionen nachgewiesen werden. Für die meisten anderen Zubereitungen gibt es nur spärliche oder gar keine gesicherten Wirksamkeitsnachweise. Das gilt auch für homöopathische Zubereitungen.

Wenn ein Psychopharmakon zur Behandlung einer bestimmten Krankheit zugelassen werden soll, muß die Wirkung in sog. „Doppelblindstudien" nachgewiesen werden. Dabei erhalten zum Beispiel 100 Patienten das neue Medikament; weitere 100 Patienten erhalten ein Scheinmedikament („Plazebo"). Seelische Erkrankungen bessern sich nämlich oft sogar dann, wenn der Patient nur ein Scheinmedikament einnimmt („der Glaube versetzt Berge"). Auch die Spontanheilung (Heilung einer Krankheit ohne ärztliches Zutun), die bei manchen seelischen Krankheiten nicht selten ist, tut ihr übriges. Nur wenn das neue Medikament deutlich besser wirkt als das Plazebo, kann die Wirkung als nachgewiesen gelten.

Dennoch sind viele Mittel erhältlich, bei denen eine solche Wirkung nie nachgewiesen wurde. Das heißt, daß der Hersteller des Medikaments niemals erforschen ließ, ob das Mittel wirklich wirksam ist. Auch wenn ein Medikament nur auf Rezept erhältlich ist oder in der „Roten Liste" steht, ist dies keine Garantie dafür, daß die Wirkung nachgewiesen wurde. Der Verbraucher hat leider aufgrund fehlender staatlicher Regelungen nicht die Möglichkeit, auf einfachem Wege herauszubekommen, ob ein Mittel für eine bestimmte Krankheit geeignet ist oder nicht. Leider wird in unserem Gesundheitssystem sehr viel Geld für Medikamente ohne nachgewiesene Wirkung ausgegeben, das dann an anderer Stelle fehlt.

Selbst wenn Sie jemanden kennen, bei dem ein sog. „alternatives" Mittel geholfen hat, ist das noch kein Beweis, daß sich die Krankheit nicht auch ohne das Mittel gebessert hätte.

Aus vielen Gründen ist es daher ratsam, nur Medikamente zu nehmen, die von Fachärzten empfohlen werden.

Empfehlungen zur Patienteninformation
U. Trenckmann   B. Bandelow
Psychiatrie und Psychotherapie
© Steinkopff Verlag, Darmstadt 1999

Schlußfolgerungen

Als Resümee bleibt deshalb, die Psychopharmaka als eine wichtige Chance zur Überwindung einer quälenden seelischen Erkrankung zu akzeptieren. Die erwartete Hauptwirkung sollte vom behandelnden Arzt ebenso angesprochen werden wie zu erwartende Nebenwirkungen. Dabei werden Arzt und Patient gleichermaßen das Bestreben haben, mit den niedrigst erforderlichen Dosen auszukommen. Allerdings sind bei einem Teil der psychiatrischen Störungen die geeigneten Psychopharmaka nicht nur in der akuten Erkrankung notwendig, sondern dienen auch der Rückfallvorbeugung. Gerade im Fall einer solchen langfristigen Medikamenteneinnahme bedarf es der besonders sorgsamen Aufklärung und der Hinweise darauf, welche Spätfolgen ggf. zu erwarten sind. Dabei sollten Arzt und Patient Partner sein, was immer auch ein hohes Maß an Offenheit und Ehrlichkeit voraussetzt.

Auf den folgenden Seiten finden Sie einige detaillierte Informationen über Psychopharmaka. Diese Informationen können jedoch aus Platzgründen nicht vollständig und verbindlich sein. Ärzte oder Apotheker vermitteln Ihnen gerne bei Bedarf genauere Informationen. Lesen Sie bitte die Packungsbeilage, um sich vollständig zu informieren.

Für Ihre Notizen

Acamprosat (Campral®)

? Wie wird eine Anti-Craving-Substanz angewendet?

Bei aller Skepsis über die Behandlungsmöglichkeiten der Alkoholkrankheit gibt es doch Erfolge. 40 bis 60% der Menschen mit Alkoholmißbrauch und -abhängigkeit können bei geeigneter Unterstützung über längere Zeit den Alkoholkonsum erheblich reduzieren und im besten Falle auch völlige Enthaltsamkeit (Abstinenz) üben. Über die komplexe Problematik der Alkoholabhängigkeit (siehe S. 23) wurde an anderer Stelle gesprochen.

Das Ringen des Patienten um Abstinenz kann unterstützt werden. In der Entwöhnungsphase nach erfolgter Entgiftung vom Alkohol besteht bei vielen Menschen ein mehr oder minder starkes Verlangen nach erneutem Alkoholkonsum. Dieser „Suchtdruck" wird aus vielen Quellen gespeist. Neben eingefahrenen persönlichen und psychischen Abhängigkeitsmechanismen gibt es auch eine direkte körperliche Abhängigkeit. Die Betroffenen haben sich über Monate und Jahre an die mehr oder minder regelmäßige Alkoholzufuhr gewöhnt. Alkohol war in den Stoffwechsel, u.a. des Gehirns, fest eingebaut. Die entsprechenden Stoffwechselwege und Empfängerzellen im Gehirn „verlangen" nach erneuter Alkoholzufuhr. Die Betroffenen verspüren eine entsprechende Unruhe, Gedanken an den Alkohol kommen auf, und Vorstellungen drängen sich auf, wieviel besser es einem ginge, wenn man nur „ein paar kleine" Schlucke nehmen würde. Das „Bierchen" in der Auslage eines Kiosks „lacht einen an". Fachleute sprechen von einem „Suchtdruck" des Alkohols.

Ähnliches kennt man auch bei anderen stoffgebundenen Süchten. Jeder, der z.B. versucht hat, sich einmal das Rauchen abzugewöhnen, ist damit vertraut. Das direkte Verlangen nach Nikotin kann im Falle der Raucherentwöhnung durch nikotinhaltige Kaugummis oder Nikotinpflaster gemildert werden. Vergleichbares gibt es bei der Unterstützung zum Einhalten der Alkoholabstinenz. Voraussetzung ist allerdings die erfolgreiche Entgiftung, d.h. es macht keinen Sinn, weiter zu trinken und gleichzeitig ein Medikament zu nehmen, das das körperliche Verlangen nach Alkohol mildert.

? Wie wirkt Acamprosat?

Acamprosat ist eine erprobte Substanz, die hilft, durch den Alkoholmißbrauch gestörte Stoffwechselprozesse und Rezeptoraffinitäten im Gehirn wieder auf ein normales Maß einzuregeln. Fachleute erklären sich die Wirkung u.a. über eine Stimulation GABA-erger Inhibition der Neurotransmissionen und über eine Antagonisierung exzitatorischer Aminosäuren, insbesondere der Glutaminsäure. Diese durch langjährigen Alkoholkonsum „falsch gepolten" Mechanismen im Gehirn bedingen zum Teil den quälenden „Hunger nach Alkohol" bei betroffenen Menschen in der Entwöhnungsphase.

Die erfolgreiche Wiedereinregulierung gestörter Stoffwechselprozesse im Gehirn braucht ihre Zeit. Deshalb muß Acamprosat über Monate bis zu einem Jahr regelmäßig eingenommen werden. Die übliche Dosis für erwachsene Menschen unter 60 kg beträgt 2 Tabletten (333 mg), für Menschen über 60 kg bis zu 4 Tabletten am Tag, wobei Acamprosat zusammen mit den Mahlzeiten (2 morgens, 1 mittags, 1 abends) eingenommen werden sollte.

Empfehlungen zur Patienteninformation
U. Trenckmann B. Bandelow
Psychiatrie und Psychotherapie
© Steinkopff Verlag, Darmstadt 1999

Trotz regelmäßiger Einnahme von Acamprosat kann es zum Alkoholrückfall kommen. Den alleinigen Königsweg zu einer erfolgreichen Alkoholtherapie gibt es nicht. Die Alkoholbehandlung mit Acamprosat sollte in einem umfassenden Behandlungs- und Betreuungsansatz des abhängigen Menschen eingebettet sein (siehe Abschnitt Alkoholabhängigkeit). Allerdings gibt es im Falle des Falles, d.h. bei Alkoholrückfall, unter Acamprosat keine gravierenden Komplikationen.

Grenzen der Wirksamkeit, Nebenwirkungen und Medikamentenunverträglichkeiten

Acamprosat allein reicht nicht aus, um Abstinenzfähigkeit zu erlangen. Als Medikament gegen den Suchtdruck ist es nur ein Behandlungsbaustein in einem komplexen Therapieansatz. Alkoholabhängigkeit ist eben bei fast allen Menschen nicht nur ein biologisches Geschehen, sondern hat auch psychologische und soziale Hintergründe. Diese können naturgemäß nicht von einem Medikament erreicht werden, das einzig den direkten Suchtdruck mildert. Bei Patienten mit in einer Sucht eingebetteten schwersten antisozialen Persönlichkeitsstörungen, hirnorganischen Psychosyndromen (der Volksmund spricht von „Verstand vertrunken") und bereits eingetretenem sozialen Verfall (Obdachlosigkeit, Verwahrlosung) ist Acamprosat nicht angezeigt, u.a. deshalb, weil eine hinreichend zuverlässige Einnahme unter ambulanten Bedingungen nicht gewährleistet ist.

Nicht eingesetzt (Kontraindikation) werden sollte Acamprosat bei einer Allergie auf diese Substanz, bei Niereninsuffizienz, bei schwerem Leberversagen, in der Schwangerschaft und in der Stillperiode.

Nebenwirkungen sind Durchfall (Diarrhö), Übelkeit (Nausea), Erbrechen, Juckreiz (Pruritus) und krampfartige Bauchschmerzen. Diese Nebenwirkungen sind aber vergleichsweise selten, vorübergehend und zum Glück meist relativ gering ausgeprägt. Gelegentlich werden kleine Pusteln und Bläschen der Haut als Unverträglichkeitsreaktion beschrieben. Unsicher sind einige Berichte über Nachlassen der Sexualität (Libido) im Einzelfall.

Wichtig für alle Patienten im Berufsleben ist die Information, daß Acamprosat die Fahrtauglichkeit und die Fähigkeit, Maschinen zu bedienen, nicht beeinträchtigt.

Neuroleptika

Seite 107–110

? Bei welchen Krankheiten helfen Neuroleptika?

Neuroleptika werden bei sehr vielen verschiedenen Krankheiten verordnet. Ihr wohl wichtigstes Einsatzgebiet ist die Behandlung von Psychosen (z.B. Schizophrenie). Psychosen sind Krankheiten, bei denen Symptome wie Verfolgungswahn und Stimmenhören auftreten können. Aber auch Menschen, die nicht unter Psychosen leiden, bekommen häufig Neuroleptika verschrieben. Manchmal werden Neuroleptika auch bei der Behandlung von Unruhe-, Angst- und Spannungszuständen eingesetzt; auch als Schlafmittel finden sie Verwendung. Patienten mit bestimmten neurologischen Erkrankungen müssen ebenfalls Neuroleptika einnehmen.

? Wie wirken Neuroleptika?

Im Gehirn gibt es den Neurotransmitter (Botenstoff) Dopamin. Bei Patienten mit einer Psychose muß die Dopamin-Nervenübertragung gebremst werden. An dieser Stelle setzen Neuroleptika an. Sie blockieren die sogenannten Dopaminrezeptoren, in die das Dopaminmolekül wie ein Schlüssel in ein Schloß paßt. Dadurch bremsen sie die Übererregung der Dopaminbahnen, die zu den Psychose-Symptomen führt.

? Welche Nebenwirkungen können Neuroleptika haben?

Die Nebenwirkungen der Neuroleptika gehen aus der Tabelle 2 hervor. Aus Platzgründen können hier nur einige wichtige Nebenwirkungen genannt werden. Näheres geht aus der Packungsbeilage des entsprechenden Medikaments hervor. Zu den häufigeren Nebenwirkungen gehören die sog. „extrapyramidalen Bewegungsstörungen" (z.B. Steifheit der Gliedmaßen, Zittern, Bewegungsdrang mit der Unfähigkeit, ruhig zu sitzen; siehe auch Tabelle 2). Sie treten jedoch hauptsächlich bei den höheren Dosierungen auf.

? Welche Arten von Neuroleptika gibt es?

Zum einen muß man hochpotente und niedrigpotente Neuroleptika unterscheiden. Bei der Behandlung von Psychosen werden meist die hochpoten-

Tabelle 2. Nebenwirkungen unter Neuroleptikabehandlung.
Aus Raumgründen können hier nur einige wichtige Nebenwirkungen genannt werden. Näheres geht aus der Packungsbeilage hervor.

Extrapyramidale Bewegungsstörungen (Zungenschlundkrämpfe, Blickkrämpfe, Steifheit der Gliedmaßen, Zittern, Bewegungsunruhe)
Müdigkeit
Niedriger Blutdruck
Gewichtszunahme
Blutbildveränderungen
Spätdyskinesien (nach langjähriger Behandlung auftretende Bewegung der Zunge oder des Mundes)
u.a.

Empfehlungen zur Patienteninformation
U. Trenckmann   B. Bandelow
Psychiatrie und Psychotherapie
© Steinkopff Verlag, Darmstadt 1999

ten Neuroleptika eingesetzt. Bei ihnen treten die sog. extrapyramidalen Bewegungsstörungen häufiger auf als bei den niedrigpotenten Neuroleptika, allerdings meist nur dann, wenn höhere Dosen verordnet werden. Werden diese Neuroleptika bei der Behandlung von Unruhe, Angst und Erregungszuständen gegeben, werden meist so niedrige Dosen verwendet, daß die extrapyramidalen Störungen keine Rolle spielen. Bei den niedrigpotenten Neuroleptika treten diese Störungen ohnehin nur äußerst selten auf. Die Stärke dieser Mittel reicht jedoch nicht aus, um sie bei der Behandlung von Psychosen einzusetzen. Sie werden daher meist zur Beruhigung eingenommen.

In den letzten Jahren wurden einige neue Neuroleptika entwickelt, die als „atypische" Neuroleptika bezeichnet werden. Ihnen allen ist gemeinsam, daß sie im Vergleich zu den typischen Neuroleptika weniger extrapyramidale Bewegungsstörungen hervorrufen. Manchmal helfen sie auch in Fällen, in denen typische Neuroleptika wirkungslos blieben. Auch in Fällen einer sog. „Negativsymptomatik" (Antriebsminderung) bei Schizophrenie haben sie manchmal eine gute Wirkung.

? Was sind Depot-Neuroleptika?

Ein Depot-Neuroleptikum ist ein lang wirksames Medikament, das intramuskulär gespritzt wird. Je nach Medikament hält die Wirkung zwei Tage bis vier Wochen an. Der Vorteil ist, daß man nicht ein- oder mehrmals am Tag an die Einnahme des Medikamentes denken muß.

Mein Angehöriger verweigert die Einnahme seines Neuroleptikums...

Menschen, die unter starken Psychosen leiden, müssen oft höhere Dosen eines Neuroleptikums einnehmen, damit Symptome wie Verfolgungswahn, Stimmenhören und andere aufhören. Dann kann es allerdings vorkommen, daß unter der Behandlung einige Nebenwirkungen auftreten (siehe Tabelle 2). Manche Patienten wollen das Medikament wegen dieser Nebenwirkungen absetzen, oft in der falschen Hoffnung, daß ihre Symptome auch ohne das Medikament weggehen. Bevor man ein Medikament absetzt, sollte man immer erst den Arzt fragen. Wird das Neuroleptikum abgesetzt, solange noch Symptome der Psychose bestehen, kann es sein, daß der Patient durch die Symptome stark gequält wird. Zu den Symptomen einer Psychose können auch Selbstmordabsichten oder Aggressivität gegenüber anderen gehören. Es kann daher fatale Folgen haben, wenn die Medikamenteneinnahme zu früh beendet wird.

Nicht selten kommt es vor, daß Patienten mit einer Psychose nicht glauben, daß sie krank sind. Sie halten es daher überhaupt nicht für notwendig, ein Medikament einzunehmen. In diesem Fall erfordert es manchmal sehr viel Geduld, den Patienten zu überzeugen. An dieser Stelle müssen der Arzt und die Angehörigen „an einem Strang ziehen".

Ganz unklug wäre es, wenn die Angehörigen den Patienten noch in seinem Wunsch bestärken, das Medikament abzusetzen, obwohl der Arzt es noch für notwendig hält. Sehr unvernünftig wäre es auch, dem Arzt zu verschweigen, daß der Patient das Medikament nicht einnimmt.

? Wie lange muß man Neuroleptika einnehmen?

Bei der Behandlung von Psychosen (z. B. Schizophrenie) sollte man auf keinen Fall die Medikamente absetzen oder die Dosis vermindern, ohne den Arzt zu fragen. Manchmal ist es besser, das Medikament auch nach der Besserung der Symptome viele Monate oder Jahre weiter zu nehmen.

Bei der Behandlung von Angst und Unruhe- und Erregungszuständen, die nicht im Rahmen einer Psychose auftreten, sollte man das Neuroleptikum allerdings nicht allzu lange (d. h. nicht über drei Monate) einnehmen.

? Machen Neuroleptika abhängig?

Eine Abhängigkeit durch Neuroleptika ist nicht bekannt.

? „Stellen Neuroleptika nur ruhig?"

Wie oben bereits erwähnt, gibt es verschiedene Neuroleptika. Die hochpotenten Neuroleptika wirken nicht dadurch, daß sie den Patienten einfach „ruhigstellen", sondern haben eine gezielte Wirkung gegen Verfolgungswahn und Stimmenhören. Wird die Einstellung des Neuroleptikums fachgerecht vorgenommen, muß der Patient nicht oder kaum unter Nebenwirkungen, wie z.B. Müdigkeit, leiden. In anderen Fällen ist allerdings eine Beruhigung erwünscht; dann wird die Behandlung meist mit niedrigpotenten Neuroleptika durchgeführt.

? Gibt es auch natürliche Mittel zur Behandlung von Psychosen?

Es gibt keine naturheilkundlichen oder homöopathischen Mittel, deren Wirkung bei Psychosen nachgewiesen ist.

Für Ihre Notizen

Johanniskraut (Hypericum perforatum)

Ein pflanzliches Antidepressivum

Seite 111–112

? Pflanzliche Arzneimittel (Phytopharmaka) – unterschätzt oder überschätzt?

Heilpflanzen und ihre Wirkung sind seit dem Altertum bekannt. Mit der Entwicklung der Medizin allgemein und der Psychiatrie speziell als einer Naturwissenschaft im ausgehenden 19. Jahrhundert ging die Bedeutung zurück. Für die psychiatrische medikamentöse Behandlung haben pflanzliche Arzneimittel lange Zeit hindurch keine oder allenfalls eine Außenseiterrolle gespielt. Namentlich Fachleute waren skeptisch. Laien hingegen schienen und scheinen bereit zu sein, pflanzlichen vor synthetischen Medikamenten einen Bonus zu geben.

? Ist die Wirksamkeit nachgewiesen?

Bei bestimmten aus der Pflanze Johanniskraut (Hypericum perforatum) gewonnene Gesamtextrakten konnte in klinisch-therapeutischen Studien, durchgeführt nach heute allgemein anerkannten Richtlinien, ein Effektivitätsnachweis erbracht werden. Besonders bei leichten, aber durchaus auch bei mittelschweren depressiven Verstimmungszuständen erwiesen sich bei ausreichender Dosierung Gesamtextrakte aus Johanniskraut als in vergleichbarer Weise wirksam wie synthetisch gewonnene Antidepressiva. Dabei kann aber beim heutigen Stand der Erkenntnis nicht gesagt werden, welche einzelnen Bestandteile im Extrakt aus der Johanniskraut-Pflanze genau welche Wirkung im Nervensystem entfalten und dem Organismus helfen, die Depression zu überwinden. Effiziente Johanniskraut-Präparate sind heute hinsichtlich eines bestimmten Gehaltes an Hypericinen standardisiert, jedoch sind diese Substanzen nicht allein ausschlaggebend für den positiven Behandlungseffekt. Es scheint auf ein bestimmtes Zusammenwirken mehrerer Inhaltsstoffe hinauszulaufen, so daß der verschreibende Arzt darauf achten wird, aus der breiten Palette der Johanniskraut-Präparate für seinen Patienten eine Substanz auszuwählen, die unter wissenschaftlich-methodisch abgesicherten Bedingungen einen solchen Nachweis geliefert hat. Daneben ist bei pflanzlichen Präparaten genauso wie bei synthetischen die Wirkung auch eine Frage hinreichend hoher Dosierung.

? Wann tritt eine Wirkung ein?

Pflanzliche wie synthetische Antidepressiva brauchen bis zum vollen Wirkeintritt eine Zeit von 2–4 Wochen regelmäßiger Einnahme. Die depressive Antriebsstörung (Apathie), Lustlosigkeit, gedrückte Stimmung und Schlafstörungen bilden sich in der Regel nur schrittweise zurück. Bildlich gesprochen braucht es seine Zeit, bis sich die grauen Wolken über dem Gemüt lichten und der Sonnenschein wieder Einzug in das Herz des depressiv erkrankten Menschen findet.

Leider sprechen nie hundertprozentig alle Menschen gleichermaßen gut auf ein Antidepressivum an. Auch hierin unterscheiden sich pflanzliche Antidepressiva nicht von synthetischen. Etwa 60 bis 70% der Patienten berichten nach 2–4 Wochen, daß sich ihre Stimmung deutlich verbessert habe, daß sich der Schlaf normalisiert habe, der Elan zurückgekehrt sei und man sich allgemein in besse-

Empfehlungen zur Patienteninformation
U. Trenckmann B. Bandelow
Psychiatrie und Psychotherapie
© Steinkopff Verlag, Darmstadt 1999

rer Verfassung befinde. Mit einer solchen positiven Wirkung kann bei vielen Unterformen der Depression, namentlich bei Dysthymien gerechnet werden. Günstige Effekte wurden auch bei Depressionsformen beschrieben, in denen neben der seelischen Verfassung auch das körperliche Befinden einen Tiefpunkt erreicht hat (vitalisierte Depression/masked depression). Im Einzelfall kann es auch sinnvoll sein, Menschen mit Angststörungen und nervösen Erschöpfungszuständen mit Johanniskraut-Präparaten zu behandeln. Haupteinsatzbereich (Indikation) sind aber zweifelsfrei leichte und mittelgradige depressive Verstimmungszustände.

? Wie ist die Verträglichkeit?

Bei allen Studien und beim breiten Einsatz in der Arztpraxis hat sich gezeigt, daß Johanniskraut-Präparate sehr gut verträglich sind. Unerwünschte Arzneimittelnebenwirkungen gibt es fast keine. Nur selten klagen Patienten über leichte Beschwerden im Magen-Darm-Bereich, wie Übelkeit, Appetitprobleme und Druckgefühl in der Magengegend. Dabei ist allerdings oft nicht zu entscheiden, inwieweit es sich bei diesen Beschwerden um Beeinträchtigungen durch das Medikament handelt oder ob sich nicht die schlechte seelische Verfassung beeinträchtigend auf die leibliche Befindlichkeit gelegt hat. In Einzelfällen von weniger als einem halben Prozent aller Behandelten kann es zu allergischen (Unverträglichkeits-)Reaktionen kommen. Bei extrem hoher Dosierung sind in Verbindung mit starker Sonneneinwirkung auf die Haut, beispielsweise beim Urlaub im Hochgebirge oder an der See, sonnenbrandähnliche Veränderungen beobachtet worden.

Insgesamt besteht bei Johanniskraut-Präparaten aber ein sehr geringfügiges Nebenwirkungsrisiko.

Zudem sind die Nebenwirkungen fast ausnahmslos harmlos. Negative Langzeitwirkungen oder Spätschäden sind überhaupt nicht bekannt.

Wichtig ist auch, daß reine Johanniskraut-Präparate keine beruhigende (sedierende) Nebenwirkung haben, wie dies bei anderen „klassischen" Antidepressiva (insbesondere bei Trizyklika, siehe S. 120) der Fall ist. Insofern sind mit Johanniskraut-Präparaten behandelte Menschen in ihrer Tagesaktivität und Fahrtauglichkeit nicht beeinträchtigt.

? Wann ist die Wirkung begrenzt?

Johanniskraut-Präparate sind wirksame, aber sanfte antidepressive Medikamente. Wie schon gesagt, brauchen sie jedoch eine Zeit von 2–4 Wochen zum Wirkeintritt. Wegen der fehlenden beruhigenden (sedierenden) Wirkung kann es in der ersten Zeit der Behandlung manchmal notwendig sein, quälende Unruhe oder auch durch die Depression mitbedingte Schlafstörungen zusätzlich anderweitig medikamentös zu behandeln. In dem Maße, wie aber die Depression zurückgeht, gehen auch Angstzustände, Unruhe und Schlafstörungen zurück, so daß in aller Regel nach wenigen Wochen keine Zusatzmedikation mehr erforderlich ist.

Aus Johanniskraut gewonnene Gesamtextrakte kommen an die Grenze ihrer Wirkmöglichkeiten, wenn es sich um schwer und schwerst depressive Zustände handelt. Dann ist eine Behandlung durch moderne synthetische Antidepressiva unumgänglich. Ist die Depression so schwer, daß den Erkrankten der Lebensmut verläßt und er selbstmordgefährdet ist, muß zudem dringend erwogen werden, ob eine psychiatrische Krankenhausbehandlung noch länger umgangen werden kann.

Beruhigungs- und Schlafmittel

Seite 113–114

? Bei welchen Erkrankungen können Beruhigungs- oder Schlafmittel gegeben werden?

Beruhigungs- oder Schlafmittel werden bei Angsterkrankungen, Unruhe- und Erregungszuständen, Streßbelastung und bei Schlafstörungen gegeben. Bei den Schlafstörungen muß man zwischen Einschlafstörungen, häufigem Erwachen während der Nacht und Durchschlafstörungen unterscheiden.

Generell gesagt, gibt es eigentlich keinen prinzipiellen Unterschied zwischen Beruhigungs- und Schlafmitteln. Wichtiger ist die Unterscheidung in kurz- und langwirksame Medikamente. Wenn ein Patient z.B. unter Einschlafstörungen leidet, reicht es aus, ihm eine kurzwirksames Medikament zu geben. Leidet er jedoch unter häufigem Aufwachen während der Nacht oder unter zu frühem Erwachen, sollte ein langwirksames Medikament gegeben werden.

Auch bei der Behandlung von Angst-, Unruhe- oder Erregungszuständen mit Beruhigungsmitteln gibt es die Möglichkeit, kurzwirksame Medikamente zu geben, wenn es sich um akut aufgetretene Symptome handelt. Bei einer notwendigen Dauerbehandlung ist es dagegen besser, ein langwirksames Präparat zu geben.

? Welche Arten von Schlaf- und Beruhigungsmitteln gibt es?

Die Schlaf- und Beruhigungsmittel werden wie folgt eingeteilt:
- Benzodiazepine,
- neue Nichtbenzodiazepin-Sedativa,
- Antidepressiva,
- Neuroleptika,
- Antihistaminika,
- Barbiturate (Mittel aus der Gruppe der Barbiturate werden heute praktisch nicht mehr als Beruhigungs- oder Schlafmittel verwendet).

? Welche Nebenwirkungen können unter Beruhigungs- und Schlafmitteln auftreten?

Die Tabelle 3 enthält die Nebenwirkungen, die unter der Behandlung mit Beruhigungs- und Schlafmitteln auftreten können. Die Nebenwirkungen der Antidepressiva und Neuroleptika werden in den entsprechenden Kapiteln dargestellt.

? Können Beruhigungs- und Schlafmittel abhängig machen?

Benzodiazepine, Barbiturate, neue Nichtbenzodiazepin-Hypnotika und andere Schlaf- oder Beruhigungsmittel können unter Umständen zu einer Abhängigkeit führen. Unter Antidepressiva, Neuroleptika, Antihistaminika und Chloralhydrat ist eine solche Abhängigkeit nicht bekannt. Bei den neuen Nichtbenzodiazepinen tritt die Abhängigkeitsent-

Tabelle 3. Nebenwirkungen der Schlaf- und Beruhigungsmittel. Aus Platzgründen können hier nur einige wichtige Nebenwirkungen genannt werden. Näheres geht aus der Packungsbeilage hervor.

Gruppe	Nebenwirkungen
Benzodiazepine	Müdigkeit, Schwindel, Reaktionszeitverminderung, Gedächtnisstörungen, Sprachstörungen, Bewegungsstörungen, Muskelschwäche, Atemdepression, Vergeßlichkeit, Muskelschwäche, undeutliches Sprechen, Antriebsarmut, Abhängigkeitsentwicklung u. a.
Neue Nichtbenzodiazepin-Hypnotika	Allergische Reaktionen, bitterer Geschmack, Müdigkeit, Mundtrockenheit, Schwindelgefühl, Kopfschmerzen, Übelkeit, Erbrechen, Durchfall, Muskelschwäche, Bewegungs- und Gangunsicherheit, undeutliches Sprechen, Gedächtnisstörungen, Abhängigkeitsentwicklung u.a.
Antidepressiva	Müdigkeit, niedriger Blutdruck, Schwindel, Mundtrockenheit, schneller Puls u. a.
Neuroleptika	Müdigkeit, niedriger Blutdruck, Gewichtszunahme, extrapyramidale Bewegungsstörungen (Zungenschlundkrämpfe, Blickkrämpfe, Steifheit der Gliedmaßen, Zittern, Bewegungsunruhe), Blutbildveränderungen, Spätdyskinesien (nach langjähriger Behandlung auftretende Bewegung der Zunge oder des Mundes) u. a.
Antihistaminika	Müdigkeit, Allergie, Mundtrockenheit, Magen-Darm-Beschwerden, Beschwerden beim Wasserlassen, Sehstörungen u. a.

wicklung evtl. seltener auf als bei den Benzodiazepinen.

Nicht jeder, der solche Mittel einnimmt, wird eine Sucht entwickeln. In der Regel kann sich eine Sucht, wenn überhaupt, nur nach längerer Einnahme hoher Dosen entwickeln. Für eine Suchtentwicklung ist auch charakteristisch, daß die Dosis immer weiter gesteigert werden muß. Wichtig ist auch, ob bei dem Patienten eine „Abhängigkeitspersönlichkeit" vorliegt. Wenn z.B. ein Patient bereits früher Probleme damit hatte, vom Alkohol oder bestimmten Beruhigungs- oder Schmerzmitteln loszukommen, wäre es nicht ratsam, ein Mittel mit Suchtpotential zu verschreiben. Wenn ein Patient bei sich beobachtet, daß er ein bestimmtes Mittel schon über einen längeren Zeitraum einnimmt und dabei evtl. auch die Dosis immer weiter gesteigert hat, sollte er mit seinem Arzt besprechen, ob nicht bereits eine Suchtentwicklung vorliegt. Wenn er gar begonnen hat, sich Tabletten von mehreren Ärzten zu besorgen oder anderweitig zu beschaffen, ist es höchste Zeit, über eine Entwöhnungsbehandlung nachzudenken.

? Wie lange darf und soll man Beruhigungs- und Schlafmittel einnehmen?

Die meisten Beruhigungsmittel sollte man nicht über einen längeren Zeitraum einnehmen. In der Regel sollte eine Behandlung nicht über drei, im Höchstfall nicht über acht Monate durchgeführt werden. Arzt und Patient sollten besprechen, wann man mit der Einnahme wieder aufhören muß.

? Gibt es auch natürliche Beruhigungs- und Schlafmittel?

Mehreren Heilpflanzen können beruhigende Wirkungen haben: Baldrianwurzel, Hopfenzapfen, Melissenblätter, Passionsblumenkraut, Johanniskraut, Kava-Kava und Lavendelblüten. Es gibt zahlreiche Präparate, die Extrakte aus diesen Pflanzen in wechselnder Kombination enthalten. Für die meisten dieser Präparationen ist die Wirkung jedoch nicht streng wissenschaftlich nachgewiesen. Bei schwereren Angst- oder Schlafstörungen kann die Wirkung evtl. zu schwach sein.

Rückfallvorbeugende Medikamente bei phasenhaft verlaufenden Gemütsleiden (sog. „Mood Stabilizer")

Manche psychischen Erkrankungen verlaufen in verschiedenen Phasen (siehe S. 35 ff.). So gibt es Patienten, die abwechselnd unter einer manischen und einer depressiven Phase leiden. Zwischen diesen Phasen ist der Patient symptomfrei. Bei manchen Patienten treten nur manische Phasen, bei anderen nur depressive Phasen auf. Man spricht dann von einer unipolaren Erkrankung (im Gegensatz zu der bipolaren Erkrankung, bei der man beide Phasen hat). Auch sog. schizoaffektive Psychosen verlaufen in manischen oder depressiven Schüben.

Wenn ein Patient zwei oder mehr solche Phasen in seinem Leben gehabt hat, wird oft die ärztliche Entscheidung getroffen, eine Rückfallverhütung mit Hilfe eines Medikamentes einzuleiten. Diese Medikamente werden auch „mood stabilizer" (wörtlich „Stimmungs-Stabilisatoren") genannt.

Das bewährteste und seit vielen Jahren am häufigsten verwendete Medikament ist Lithium (es werden verschiedene „Lithium-Salze" verwendet). In den letzten Jahren wird zunehmend auch Carbamazepin und seit jüngster Zeit auch Valproinsäure eingesetzt.

Lithium

? Bei welchen Krankheiten hilft Lithium?

Lithium wird in der Regel zur Rückfallverhinderung von manisch-depressiven Erkrankungen gegeben. Die Lithium-Behandlung kann das Wiederauftreten von manischen oder depressiven Phasen verhindern. Am besten hilft es bei den sog. bipolaren Erkrankungen, d.h. bei Patienten die manische *und* depressive Phasen haben. Bei den unipolaren Erkrankungen (also solche, bei denen *nur* manische oder *nur* depressive Phasen auftreten) ist Lithium nicht ganz so erfolgreich.

Nicht immer hilft eine Lithium-Behandlung hundertprozentig. Auch trotz des rückfallverhütenden Medikamentes kann es zu erneuten manischen oder depressiven Phasen kommen; oft sind diese Phasen dann allerdings abgeschwächt. Viele Patienten können mit der Lithium-Behandlung jedoch für immer symptomfrei bleiben.

? Wie wirkt Lithium?

Es ist bisher noch nicht genau geklärt, wie Lithium verhindern kann, daß erneute manische oder depressive Phasen auftreten. Man nimmt jedoch an, daß es, wie die antidepressiven Medikamente, in den Haushalt des Botenstoffes Serotonin eingreift.

? Welche Nebenwirkungen können auftreten?

Die Nebenwirkungen unter Lithium-Behandlung gehen aus der Tabelle 4 hervor.

? Wie lange muß eine Lithium-Behandlung durchgeführt werden?

Der Arzt trifft die Entscheidung, wie lange die Behandlung durchgeführt werden sollte. Im allgemei-

Tabelle 4. Nebenwirkungen unter Lithium-Behandlung. Aus Raumgründen können hier nur einige wichtige Nebenwirkungen genannt werden. Näheres geht aus der Packungsbeilage hervor.

Zittern
Muskelschwäche
Bewegungsstörungen
Magen-Darm-Beschwerden
Müdigkeit
Durst
Häufiges Wasserlassen
Gewichtszunahme
Verminderung der sexuellen Potenz
Blutbildveränderungen
Akne
Psoriasiforme Ausschläge bzw. Psoriasis-Aktivierung
Euthyreote Struma oder Hypothyreose
Nierenfunktionsstörung
Ödeme
Epileptische Anfälle
EKG-Veränderungen
u. a.

nen sollte man nach einer fünfjährigen Behandlung einen Absetzversuch machen, d. h. daß man reduziert das Medikament langsam und setzt es dann ganz ab. Wenn es allerdings wieder zu Rückfällen kommt, muß die Behandlung wieder über einige Jahre durchgeführt werden.

? Wann setzt die Wirkung ein?

Die rückfallverhütende Wirkung von Lithium setzt nach etwa einem halben Jahr konstanter Behandlung ein.

? Was muß man während der Lithium-Behandlung beachten?

Bei der Lithium-Behandlung gibt es einiges zu beachten. Noch mehr als bei anderen Medikamenten muß man sich sehr genau an alle Vorschriften zur Einnahme halten.

☐ Die Tabletten sollten immer möglichst genau zur gleichen Tageszeit eingenommen werden, z. B. bei zweimaliger Gabe morgens um 8.00 Uhr und abends um 20.00 Uhr. Man sollte dabei die Einnahme nicht um einige Stunden verschieben.

☐ Wenn man einmal eine Tablette vergessen hat, sollte man auf keinen Fall mehr als die verordnete Menge auf einmal einnehmen.

☐ In regelmäßigen Abständen (zunächst wöchentlich, später mehrmonatlich) muß der Arzt den Lithium-Spiegel bestimmen. Nach diesem Spiegel paßt der Arzt die Dosis an. Wenn vor der Lithium-Spiegelbestimmung die Tabletten unregelmäßig oder nicht in der richtigen Menge eingenommen wurden, kann es passieren, daß der Arzt aus dem bestimmten Lithium-Spiegel falsche Schlüsse zieht und die Behandlung völlig durcheinander kommt. Der Arzt sollte also auf jeden Fall wissen, wenn die Tabletten nicht richtig eingenommen wurden.

☐ Bei einer falschen Einnahme kann es – leichter als bei anderen Medikamenten – zu einer Überdosierung kommen. Die Symptome einer Überdosierung sind: Durst, häufiges Wasserlassen, Zittern, verwaschene Sprache, Schwindel, Benommenheit, Durchfall und andere. Bei einer Überdosierung sollte sofort einen Arzt aufgesucht werden.

☐ In bestimmten Abständen muß der Patient vom Arzt untersucht werden (Laborwerte, Urinkontrolle, EKG, Blutdruck, Puls, Messung der Gehirnströme/EEG, Gewicht und Halsumfang).

☐ Wenn es sehr heiß ist, sollte der Patient ausreichend Flüssigkeit zu sich nehmen, da sonst durch Austrocknung der Lithium-Spiegel erhöht werden könnte und die Symptome einer Überdosierung auftreten.

☐ Während einer Schwangerschaft sollte Lithium, wenn möglich, abgesetzt werden.

☐ Der Patient sollte niemals von sich aus die Lithium-Behandlung beenden, ohne den Arzt zu fragen – selbst wenn er mehrere Monate oder Jahre keine Krankheitsphasen mehr gehabt hat.

Empfehlungen zur Patienteninformation
U. Trenckmann   B. Bandelow
Psychiatrie und Psychotherapie
© Steinkopff Verlag, Darmstadt 1999

Carbamazepin

? Bei wem hilft eine Behandlung mit Carbamazepin?

Carbamazepin ist eigentlich ein Mittel zur Verhinderung von epileptischen Anfällen. In den letzten Jahren wird es jedoch auch vermehrt zur Rückfallverhütung bei manisch-depressiven Erkrankungen eingesetzt.

? Welche Nebenwirkungen können unter der Behandlung mit Carbamazepin auftreten?

Zu den Nebenwirkungen, die unter der Behandlung auftreten können, gehören Müdigkeit, unsicherer Gang, Muskelschwäche, Sprachstörungen, Blutbildveränderungen, allergische Hautveränderungen sowie andere Nebenwirkungen. Näheres geht aus der Packungsbeilage hervor.

? Wie lange muß die Behandlung durchgeführt werden?

Der Arzt entscheidet, wann die Behandlung mit Carbamazepin wieder abgesetzt werden kann oder die Dosis verringert werden kann. Man sollte auf keinen Fall die Behandlung von sich aus absetzen. In der Regel wird eine solche Behandlung über mehrere Jahre durchgeführt.

? Was ist bei der Behandlung mit Carbamazepin zu beachten?

Bei der Carbamazepin-Behandlung sollte der Patient in regelmäßigen Abständen vom Arzt untersucht werden (Laborkontrolle, Blutspiegelkontrolle).

Valproinsäure/Valproat

? Bei welchen Erkrankungen hilft Valproinsäure/Valproat?

Bei manisch-depressiven Erkrankungen wird in erster Linie Lithium gegeben und in manchen Fällen Carbamazepin. In den letzten Jahren wurde jedoch auch zunehmend Valproinsäure/Valproat zur Rückfallverhütung bei diesen Erkrankungen eingesetzt. Besonders, wenn eine Behandlung mit Lithium oder mit Carbamazepin nicht erfolgreich war oder Nebenwirkungen auftraten, wird Valproinsäure verwendet.

Valproinsäure wird seit vielen Jahren als Mittel zur Verhinderung von epileptischen Anfällen verwendet.

? Welche Nebenwirkungen können unter der Behandlung mit Valproinsäure auftreten?

Unter der Behandlung mit Valproinsäure können Zittern, Müdigkeit, Appetitsteigerung, Übelgefühle, Haarausfall, Gewichtszu- oder abnahme, Blutbildveränderungen und andere Nebenwirkungen auftreten. Näheres geht aus der Packungsbeilage hervor.

? Was ist bei der Behandlung mit Valproinsäure zu beachten?

Bei der Behandlung sollten Sie in regelmäßigen Abständen von ihrem Arzt untersucht werden (Laborkontrollen, Blutspiegelkontrollen).

? Wie lange muß eine Behandlung mit Valproinsäure durchgeführt werden?

Der Arzt entscheidet über die Dauer der Behandlung. Auf keinen Fall sollte die Behandlung eigenmächtig abgesetzt werden oder die Dosis verringert werden. In den meisten Fällen ist eine mehrjährige Behandlung erforderlich.

? Gibt es auch natürliche Mittel zur Behandlung der Verhinderung von Rückfällen bei phasenhaft verlaufenden Erkrankungen?

Es gibt keine naturheilkundlichen oder homöopathischen Mittel zur Rückfallverhütung bei phasenhaft verlaufenden seelischen Erkrankungen.

Antidepressiva

Seite 119–120

? Bei welchen Krankheiten helfen Antidepressiva?

Antidepressiva werden meistens bei Depressionen (siehe S. 47) eingesetzt. Sie können außerdem bei folgenden Krankheiten angewendet werden: Angsterkrankungen, längerdauernde Streßbelastungen, Schlafstörungen, Eßstörungen und anderen Erkrankungen.

? Wie wirken Antidepressiva?

Man nimmt an, daß bei Depressionen und Angsterkrankungen die Nervenübertragung durch die sog. Botenstoffe Serotonin und Noradrenalin gestört ist. Antidepressiva können diese Störung wieder in Ordnung bringen. Sie wirken dadurch, daß sie den Abbau von Serotonin und Noradrenalin verlangsamen. Dies geschieht bei den meisten Antidepressiva dadurch, daß das Serotonin oder Noradrenalin, das in den Spalt zwischen zwei Nervenendigungen (Nervenzellen) ausgeschüttet wurde, durch das Medikament darin gehindert wird, wieder in die Nervenzelle aufgenommen zu werden, so daß es dort nicht abgebaut werden kann. Bei den sogenannten MAO-Hemmern wird der Abbau dadurch verhindert, daß das abbauende Enzym Monoaminoxidase gehemmt wird. Somit sorgen die Medikamente dafür, daß diese „Neurotransmitter" wieder in genügendem Maße an den Nervenendigungen vorhanden sind.

? Welche Arten von Antidepressiva gibt es?

In der Tabelle 5 (S. 120) finden Sie eine Liste der verschiedenen Antidepressivagruppen. Was die Wirksamkeit bei Depressionen angeht, gibt es teilweise nur geringfügige Unterschiede zwischen den verschiedenen Antidepressivagruppen. Manche haben allerdings eine eher beruhigende, andere dagegen eine eher antriebssteigernde Wirkung. Bezüglich der Nebenwirkungen gibt es allerdings Unterschiede.

? Welche Nebenwirkungen können Antidepressiva haben?

Einen Überblick über die Nebenwirkungen gibt die Tabelle 5. Diese Liste ist allerdings aus Platzgründen nicht vollständig. Nähere Informationen erhalten Sie, wenn Sie die Packungsbeilage lesen.

Die Nebenwirkungen treten z. T. in der Anfangszeit der Behandlung auf und lassen dann nach. Wenn ein Patient nicht sicher ist, ob eine Nebenwirkung vorliegt und das Medikament deswegen abgesetzt werden muß, sollte der Arzt gefragt werden.

? Wann setzt die Wirkung ein?

Bei der Behandlung von Depressionen und Angsterkrankungen dauert es 2–4 Wochen, bis die volle Wirkung einsetzt, manchmal auch länger.

Tabelle 5. Gruppen der Antidepressiva und ihre Nebenwirkungen. Aus Platzgründen können hier nur einige wichtige Nebenwirkungen genannt werden. Näheres geht aus der Packungsbeilage hervor.

Gruppe	Nebenwirkungen (nur einige häufige genannt)
Trizyklische Antidepressiva	Müdigkeit, niedriger Blutdruck, Schwindel, Mundtrockenheit, schneller Puls u.a.
Selektive Serotoninwiederaufnahmehemmer	Übelkeit, Appetitlosigkeit, Gewichtsabnahme, Durchfall, Unruhe, Schlafstörung, Kopfschmerzen, u.a.
Selektiver Noradrenalinwiederaufnahmehemmer	Mundtrockenheit, Verstopfung, Schwitzen, Kopfschmerzen, Schlaflosigkeit, Übelkeit, Schwindel, schneller Herzschlag u.a.
Serotonin-/Noradrenalinwiederaufnahmehemmer	Übelkeit, Appetitlosigkeit, Schwäche, Kopfschmerzen, Magen-/Darm-Beschwerden, Blutdruckanstieg u.a.
Reversibler, selektiver MAO-Hemmer	Unruhe, Schlafstörungen, Mundtrockenheit, Kopfschmerzen, Schwindel, Magen-/Darm-Beschwerden, Übelkeit u.a.
Irreversibler MAO-Hemmer	Schwindel, Kopfschmerz, Unruhe, Angstzustände, Zittern, Schwitzen, Schlafstörungen, niedriger oder hoher Blutdruck u.a.
Andere Antidepressiva	jeweils unterschiedlich

Wenn das Antidepressivum als Schlafmittel verordnet wurde, setzt die schlafanstoßende Wirkung am gleichen Tag ein.

? Wie lang muß man Antidepressiva einnehmen?

Bei der Behandlung von Depressionen und Angsterkrankungen sollte man auch nach Abklingen der Symptome das Medikament in der Regel noch mehrere Monate weiternehmen. Wann das Medikament abgesetzt oder die Dosis verringert werden kann, entscheidet der Arzt.

? Gibt es auch pflanzliche Antidepressiva?

Für das Johanniskraut (Hypericum) wurde eine Wirkung bei leichten und mittelschweren Depressionen nachgewiesen. Die Tabletten enthalten ein Extrakt aus der Johanniskrautpflanze, die viele hundert Einzelstoffe enthält. Man weiß noch nicht sicher, welcher dieser Stoffe gegen Depressionen wirksam ist.

Nur eine Nebenwirkung ist bekannt: Menschen, die Johanniskraut einnehmen, können durch die Einwirkung von Sonnenlicht in seltenen Fällen Hautausschläge bekommen.

Wenn die Wirkung des Johanniskrauts als nicht ausreichend empfunden wird, sollte überlegt werden, die Behandlung mit einem Antidepressivum einzuleiten. (Siehe auch Seiten 111 f.)

Psychotherapie

Was ist Psychotherapie?
Was kann Psychotherapie?

Seite 123–124

? Welche Hoffnungen und Befürchtungen gibt es?

Kommen bei der Beratung eines Menschen mit psychischen Störungen psychotherapeutische Hilfen zur Sprache, löst dies Hoffnungen, aber auch Befürchtungen aus.

Die Hoffnung vieler Menschen besteht darin, daß für ihre psychischen Probleme sich endlich jemand interessiert, daß ein möglichst stets verfügbarer, fachlich kompetenter Ansprechpartner zur Verfügung steht, der alles versteht und alles weiß. Außerdem scheint es oft sehr plausibel, daß seelische Krankheiten eine seelische Behandlung, d.h. eine Psychotherapie, erfahren. Dies umso mehr, als eine Scheu vor Psychopharmaka (siehe S. 97) sehr verbreitet ist.

Psychotherapie erweckt aber auch Befürchtungen: Mein Innerstes wird nach außen gekehrt, das Allerprivateste wird zur Sprache gebracht. Ich liefere mich als Mensch einem Psychotherapeuten aus. Besteht nicht die Gefahr, daß ich von diesem manipuliert werde? Wird der Psychotherapeut dem Vertrauen, das ich in ihn setze, gerecht? Ist er ein Partner oder vielleicht verbündet mit meinen Angehörigen, arbeitet er für mich oder gegen mich? All dies sind Sorgen, die Menschen bewegen, wenn sie sich in psychotherapeutische Behandlung begeben sollen oder wollen.

Die Realität psychotherapeutischer Behandlung fällt allerdings oft viel nüchterner aus: Psychotherapeuten sind keineswegs allwissend, noch sind sie stets verfügbare Problemlöser für alles und jedes. Praktisch alle Psychotherapieverfahren basieren auf einer bestimmten Bereitschaft des Patienten, sich auf den psychotherapeutischen Behandlungsprozeß einzulassen. Letztlich ist es der Patient selbst, der bestimmt, wie weit er geht und wieviel er von sich preisgibt. Insofern besteht auch kein Grund zur Befürchtung, sich völlig auszuliefern.

Psychotherapien der unterschiedlichsten Richtungen werden in aller Regel als Einzel- oder Gruppentherapien angeboten. Mit Einzeltherapie ist gemeint, daß es eine Zweierbeziehung zwischen dem Behandler und dem Behandelten gibt. Gruppentherapien führen eine Anzahl Betroffener und den Therapeuten zusammen, wobei bei größeren Gruppen auch häufig zwei oder mehrere Therapeuten zugegen sind. Gerade vor der Gruppentherapie gibt es eine besondere Scheu. Sie stellen aber auch eine Chance für den Patienten dar; er trifft auf Gleichgesinnte, auf Mitbetroffene, hat dadurch beispielsweise auch eine größere Chance, Problemlösungen zu lernen, sich von anderen etwas „abzugucken". Manchmal wirkt eine Gruppe auch wie ein „Resonanzboden". Die Probleme, die Menschen in der Familie, in der Partnerschaft und im Beruf haben, werden von den Mitgliedern einer Gruppe aus unterschiedlichen Blickwinkeln reflektiert.

In Psychotherapien kommt zwangsläufig sehr Persönliches und ganz Privates zur Sprache. Sowohl bei Einzel- als auch bei Gruppentherapien besteht Vertraulichkeit. Für den Psychotherapeuten ist im Berufsrecht verankerte Schweigepflicht ohnehin geboten. Aber auch alle Mitglieder einer Gruppe vereinbaren Stillschweigen über das in der Gruppe Gesagte gegenüber Dritten. Psychotherapien erfordern eine Bereitschaft, sich auf sie einzulassen, die eigene Person zum Thema zu machen und Verhaltensweisen zu ändern. Psychotherapien gehen immer nur mit dem Willen, nie gegen den Willen der Betroffenen. Insofern steht am Anfang fast immer ein Gespräch des Psychotherapeuten mit dem Patienten über Behandlungsziele, seine Motivation, Änderungen bei sich selbst herbeizuführen und zur Bereitschaft, sich auf den (anstrengenden) psychotherapeutischen Behandlungsprozeß mit genügend Geduld einzulassen.

? Wo sind Möglichkeiten und Grenzen?

Da Psychotherapien zum Einsatz kommen bei mehr oder minder ausgeprägten psychischen Störungen, der Bewältigung psychiatrischer Erkrankungen und der Überwindung persönlicher Fehlverhaltensweisen, muß dem Betroffenen auch klar sein, daß positive und merkbare Effekte sich immer erst nach einer gewissen Zeit, nach Wochen und Monaten, doch nicht schon nach Tagen, einstellen. Psychotherapien bewirken nichts „über Nacht". Allerdings gibt es in den unterschiedlichsten Psychotherapierichtungen heutzutage mehr und mehr Bestrebungen, an die Stelle von Langzeittherapien Kurzzeitbehandlungen zu setzen. Beispielsweise wird nicht alles und jedes zum Thema der psychischen Behandlung gemacht, sondern man beschränkt sich auf Kernpunkte (sog. Fokaltherapien). Eine derartige Fokaltherapie für ein bestimmtes Beschwerdebild, in diesem Fall den Depressionen, wird mit der Interpersonellen Psychotherapie in diesem Buch vorgestellt (siehe S. 133).

Nicht jedes psychotherapeutische Verfahren ist bei jeder psychischen Störung bzw. psychiatrischen Erkrankung gleich erfolgreich. Ebenso ist Psychotherapie auch immer etwas, was neben der Methode mit den Personen, d.h. mit dem Behandler und dem Behandelten zu tun hat. Insofern sollte die „persönliche Chemie" der Beteiligten stimmen. Um zu testen, wie Betroffene mit ihrem Psychotherapeuten zusammenarbeiten können, werden häufig einige Probesitzungen vereinbart. Wie nicht jeder Schlüssel zu jedem Schloß passen muß, sollten sowohl Patient als auch Therapeut nach einigen wenigen Stunden gegenseitigen Kennenlernens zu einer Vereinbarung kommen. Diese kann entweder lauten: Wir begeben uns mit dem nötigen „langem Atem" in den Behandlungsprozeß, oder aber auch: Wir brechen diesen hier ab, was nicht heißt, daß der eine oder andere versagt hat. Psychotherapien sind zutiefst persönliche Beziehungsaufnahmen und deshalb ist es auch gestattet, daß die Persönlichkeiten von Patient und Psychotherapeut sich gegenseitig prüfen, ob sie zueinander passen.

Psychotherapien können ambulant und stationär durchgeführt werden. Ambulante Psychotherapeuten sind zum einen Ärzte mit entsprechender Qualifikation und zum anderen Psychologen, die ebenfalls bestimmte Voraussetzungen nach dem sog. Psychotherapeuten-Gesetz erfüllen müssen. Vor jeglicher psychotherapeutischer Behandlung sollte, um nicht etwa eine körperliche Erkrankung als Ursache für psychische Störungen zu übersehen, eine gründliche medizinische Abklärung stehen.

Auf Seiten des Patienten sind Psychotherapien heutzutage nicht mehr an enge Voraussetzungen, beispielsweise hinsichtlich des Lebensalter, der Intellektualität und der Introspektion (Fähigkeit des in sich selbst Fühlens) gebunden. Fast alle psychotherapeutischen Schulen sind offen für fast jeden Hilfesuchenden, wenn dieser nur eine grundlegende Bereitschaft zur Mitarbeit und zu Veränderungen mitbringt. Nicht alle psychotherapeutischen Behandlungsverfahren basieren (in erster Linie) auf dem gesprochenen Wort. Es gibt auch nonverbale Behandlungsansätze, z.B. in den Bereichen kreativer Therapien (Musik/Tanz) oder körperbezogene Anwendungen. Neben spezifischen psychotherapeutischen Methodiken wie der Psychoanalyse, den Verhaltenstherapien oder kognitiven Behandlungen gibt es auch unspezifische Ansätze, wie das Autogene Training oder die konzentrative Entspannung nach Jacobson. Dabei lernen die Betroffenen, vergleichbar dem Yoga in asiatischer Tradition, sich besser zu entspannen, zur Ruhe zu kommen und neue Kräfte aus Körper und Geist zu schöpfen.

Psychotherapie und medikamentöse Behandlung psychiatrischer Störungen sind heute kein Widerspruch mehr. Sie werden vielmehr als Ergänzung gesehen. Es ist in aller Regel so, daß psychiatrische Störungen komplex sind, d.h. daß gleichermaßen biologische Strukturen im Gehirn wie psychische Prozesse in Mitleidenschaft gezogen sind. Das Psychische ist nicht der Geist, der „über den Wassern schwebt", sondern etwas, das sich in vielfältigen Abhängigkeiten zum Körper, insbesondere dem Gehirn des Menschen, in Gesundheit und Krankheit entwickelt. Zur Wiederherstellung der psychischen Gesundheit ist Psychotherapie ein wichtiger Weg, aber manchmal nicht der alleinige Königsweg.

Empfehlungen zur Patienteninformation
U. Trenckmann   B. Bandelow
Psychiatrie und Psychotherapie
© Steinkopff Verlag, Darmstadt 1999

Verhaltenstherapie

Seite 125–128

Ansatz

Die Verhaltenstherapie sieht als Ursache für viele Angststörungen, Zwangserkrankungen, Schmerzzustände, Eßstörungen, Gemütsleiden und psychosomatische Beeinträchtigungen fehlgelaufene Lernprozesse an. Modellhaft für den verhaltenstherapeutischen Ansatz sei das Zustandekommen eines Wasch- und Reinigungszwanges benannt: Ein junger Mann steht unter starker innerer Anspannung wegen eines nicht ausgesprochenen und nicht ausgetragenen Konfliktes in seiner Elternfamilie. Er steht wegen seiner Probleme zu Hause unter starker innerer Anspannung. Er greift eine verschmutzte Türklinke an. Plötzlich ist er von starkem Ekel befallen, der teils nachvollziehbar ist, teils aber eben auch verstärkt wird durch die ohnehin bestehenden inneren Spannungen. Der junge Mann beginnt, sich ausgiebig die Hände zu reinigen, um Ekel und Anspannung abzubauen. Für eine Weile verschafft er sich dadurch Erleichterung. Mehr und mehr vermeidet er aber in der Zukunft die Berührung mit Gegenständen des alltäglichen Gebrauches, die beschmutzt sein könnten. Durch das Vermeidungsverhalten vergibt er sich aber auch eine Chance, zu lernen, daß das vermeintlich Bedrohliche so Bedrohlich gar nicht ist. Alles ist verschmutzt und selbst wenn, ist dies eigentlich nicht schlimm. Das Vermeidungsverhalten konserviert gleichsam Ängste und Unruhe. Die fehlende Überprüfung in der Realität für die eigenen Befürchtungen führt zudem dazu, daß immer quälendere Phantasien, immer panischere Befürchtungen mit den angst- und zwangsauslösenden Reizen verknüpft werden.

Ein ähnliches Muster fehlgeleiteter Lernprozesse kann beispielsweise auch angenommen werden für die früher als „Herzneurosen" bezeichneten Panikanfälle. Einige irreguläre Herzaktionen, verbunden mit Schwindel und Übelkeit, haben früher einmal einen Menschen plötzlich überfallen. Er hat sich sehr hilflos erlebt. Angst vor der Angst stellte sich ein. Anstrengungen werden vermieden. Körperliches Training wurde vernachlässigt. Heute löst ein „Herzstolpern", verbunden mit einer kleinen, normalen Blutdruckschwankung und etwas Schweißigkeit, massivste Befürchtungen bei ihm aus, was dann auch zu Überreaktionen des vegetativen Nervensystems mit Todesangst und Vernichtungsgefühlen führt.

Die Verhaltenstherapie sucht nun eine Neubewertung, einen Neubeginn in einer neuen Lernerfahrung.

Vorgehen und Methode

Die Verhaltenstherapie ist problem- und lösungsorientiert. Sie setzt an den Beginn der Behandlung die Analyse des heutigen Verhaltens. Während die Psychoanalyse (siehe S. 137) heutiges (Fehl-)Verhalten auf fehlerhafte „Weichenstellung" in der Vergangenheit, zumeist der frühen Kindheit, zurückführt, Heutiges als Re-Inszenierung des Gestrigen ansieht, arbeitet der Verhaltenstherapeut mit seinem Patienten in der Hier- und Jetzt-Situation. Zu Beginn der Behandlung schildert der Patient konkret und detailliert, in welchen Situationen seine Beschwerden und (Fehl-)- Verhaltensweisen auftreten. Er beschreibt genau, was passiert, was ihm gefühlsmäßig durch den Kopf geht und welche Reaktionen sein Körper zeigt. Allein die genaue Beschreibung bedeutet oft schon eine gewisse Entlastung. Die Angst ist nicht mehr diffus-schwammig, sondern wird konkret. Patienten mit Ängsten, Zwängen und affektiven Störungen neigen dazu, Angstauslösendes nur sehr unpräzise wie eine dunkle furchterregende Gestalt im Nebel wahrzunehmen. Allein durch das Beschreiben wird manches klarer und einer Neubewertung zugänglich.

Während des gesamten weiteren Behandlungsverlaufes sind die Patienten der Verhaltenstherapie angehalten, genaue Protokolle zu führen, in denen sie das Auftreten von Beschwerden in bestimmten Situationen so exakt wie möglich hinsichtlich des zeitlichen Ablaufes und der begleitenden Gedanken beschreiben. Die Selbstbeobachtung und Selbstprotokollierung wird ergänzt durch Ausführungen wichtiger Bezugspersonen. Im Beispiel des an Reinigungs- und Waschzwängen leidenden jungen Mannes könnte es beispielsweise sein, daß seine Freundin schildert, inwieweit sie in die Zwänge mit einbezogen wird, Reinigungsrituale mit vollziehen muß oder zu akzeptieren hat, daß wegen der „Verschmutzung" seit Monaten kein Besuch in die Wohnung gelassen wurde.

An die Analyse der symptomverstärkenden und der entlastenden Verhaltensweisen schließt sich die eigentliche, übende Behandlungsphase an. Der Patient muß aktiv neue Verhaltensweisen und Problemlösungsstrategien erproben. Gestützt und unterstützt durch den Psychotherapeuten wird der Patient mit angstauslösenden Reizen konfrontiert und so im besten Fall die Erfahrung machen, daß er sich belastenden Situationen aussetzen kann, ohne daß die erwarteten katastrophalen Konsequenzen eintreten. Im einzelnen werden folgende Reizkonfrontationsverfahren unterschieden:

■ **Desensibilisierung.** Therapeut und Patient stellen gestuft vom Leichten zum Schweren angstauslösende Reizsituationen zusammen. In entspannter Situation setzt sich der Betroffene in Gedanken und Gefühlen dann schrittweise (aber noch nicht in der Realität) mit schwierigen und schwierigsten Situationen auseinander.

■ **Konfrontation in der Realität.** Graduell gesteigert übt der Patient, sich angstauslösenden Situationen zu stellen, diese durch- und auszuhalten. Er wird im besten Fall erfahren, daß Ängste abflachen, sich Gewöhnungseffekte einstellen. Statt des früher praktizierten Vermeidungsverhaltens zur Angstreduktion wird der Patient, begleitet vom Therapeuten, mit Angstbesetztem konfrontiert. Er wird die Erfahrung machen, daß beispielsweise bei einem Angst- und Panikanfall nicht die befürchtete Katastrophe (z. B. ein totales Herzversagen) eintritt, sondern nach einiger Zeit sich die Angst verliert und das Körperempfinden sich normalisiert.

■ **Reizüberflutung (Flooding).** Erst in der Vorstellung, dann in der Realität, wird der Patient vergleichsweise massiv mit angst- und spannungsbesetzten Situationen konfrontiert. Beispielsweise muß der Patient mit Wasch- und Reinigungszwang starke Verschmutzung seiner Hände aushalten, ohne sich zu waschen und angeschmutzte Leibwäsche über mehrere Tage tragen. Durch die damit verbundene Reizüberflutung kommt es, wenn – gestützt und unterstützt durch den Therapeuten – das Belastende dieser Situation ausgehalten wird, zu einer Art von Gewöhnungseffekt und vor allem auch zu positiven neuen Erfahrungen. Vor allem machen die Betroffenen auch die Erfahrung, daß sie Ängsten, Zwängen, Verstimmungszuständen und körperlichen Befindensstörungen nicht gänzlich hilflos ausgeliefert sind, sondern diese Situation auch selbst beeinflussen und mitgestalten können.

? Welche Möglichkeiten und Grenzen gibt es?

Verhaltenstherapeutische Techniken und Methoden gehören zu den in ihrer Effektivität gut belegten psychotherapeutischen Behandlungsverfahren. Sie werden deshalb in aller Regel von den Krankenkassen problemlos erstattet. Probleme ergeben sich allerdings zum einen hinsichtlich der theoretischen Begründung. Ist es tatsächlich so, daß eine Vielzahl von psychischen und psychosomatischen Beschwerden und Symptomen mehr oder weniger ausschließlich auf fehlerhafte Lernprozesse reduziert werden können? Kann das Zustandekommen von Zwangshandlungen und Zwangsgedanken nicht auch daraus resultieren, daß im Menschen angelegte innerseelische Mechanismen zur Kontrolle, zur Vergewisserung und zur Überprüfung gleichsam zum Selbstläufer werden, daß ein im Grunde nützliches Prinzip von Rückkoppelung und Kontrolle aus den verschiedensten Gründen Überaktivität zeigt, vergleichbar der Entgleisung körpereigener Abwehrmechanismen bei sog. Auto-Immunerkrankungen?

Neben Schwierigkeiten in den theoretischen Grundannahmen von Verhaltenstherapie gibt es auch manchmal praktische Schwierigkeiten in ihrer Durchführung. So ist z.B. bei Zwangshandlungen, wie übermäßigem Waschen und Kontrollieren, eine übende Behandlung eher möglich als bei Störungen, die sich lediglich in Gedanken und Gefühlen abspielen (z.B. bei Zwangsgedanken). Auch bedarf es, wie bei vielen anderen Psychotherapien, bei der Verhaltenstherapie einer bestimmten grundlegenden Bereitschaft des Patienten zur Mitarbeit, zur Geduld, weil sich Verhaltensänderungen naturgemäß nicht „über Nacht" einstellen. Verhaltenstherapien sind sowohl ambulant in der Praxis des Arztes und Psychotherapeuten als auch im stationären Rahmen eines Krankenhauses möglich. Ambulante Behandlungen werden wie andere medizinische Maßnahmen grundsätzlich von der Krankenversicherung bezahlt. Stationäre Behandlungen, die bei ausgeprägten langwierigen psychischen und psychosomatischen Störungen angezeigt sind, gelten manchmal als Krankenkassenleistung, manchmal werden sie aber auch in sog. kurklinischen Einrichtungen über den Rentenversicherungsträger (BfA/LVA) finanziert. Je nach Störungsbild dauern stationäre Behandlungen einige Wochen bis Monate. Bei stark ausgeprägten Zwängen, massiver Angst und sehr erheblichen psychosomatischen Beschwerden ist eine gleichzeitige Behandlung mit angst- und spannungslösenden und antidepressiven Medikamenten angebracht. Medikamentöse Behandlung und Psychotherapie schließen einander nicht aus.

Empfehlungen zur Patienteninformation
U. Trenckmann   B. Bandelow
Psychiatrie und Psychotherapie
© Steinkopff Verlag, Darmstadt 1999

Für Ihre Notizen

Gesprächspsychotherapie (Non-direktive Beratung)

Seite 129–132

Ansatz

Der Begründer der non-direktiven, klientenzentrierten Gesprächspsychotherapie, Rogers, geht davon aus, daß sich ein Mensch nur eines Teiles seiner Erfahrung und Prägung, besonders bei gefühlsmäßigen Hintergründen, vollständig bewußt ist. Ähnlich wie die Psychoanalyse vom „Unbewußten" ausgeht, meinen Gesprächspsychotherapeuten, daß das Vorstellen und Handeln eines Menschen zumindest zum Teil von „vorbewußten", d.h. mehr oder weniger unausgesprochenen, unreflektierten und gefühlsbesetzten Annahmen geleitet wird. Bei einem gesunden, „integrierten" Menschen liegen allerdings die unreflektierten, gefühlsbesetzten Erfahrungen und das bewußte „Selbst" einer Person nahe beieinander. Eigenes Handeln wird somit als harmonisch, im Einklang mit einem selbst („selbstkongruent") erlebt.

Anders ist dies bei psychisch oder psychosomatisch gestörten Personen. Bei diesen bauen sich Ängste, Depressionen, psychische Anspannung oder körperlich erlebte Beschwerden auf, weil es zwischen Gefühl und Handeln Widersprüche gibt. Die Betroffenen erleben sich als innerlich zerrissen: „Ich weiß nicht, was ich will. Ich weiß nicht, wovor und warum ich eigentlich Angst habe. Ich kann mich nicht entscheiden. Ich fühle mich völlig hin- und hergerissen. Eigentlich müßte ich mich so oder anders verhalten, trotzdem tue ich dann etwas, was ich eigentlich nicht will."

Die angesprochenen Zwiespältigkeiten und inneren Konflikte als Ursache für eine Reihe psychischer Störungen kann nur der Betroffene selbst auflösen. Andere können es nicht für ihn tun. Es besteht die Versuchung für Angehörige und auch manchmal für unerfahrene Therapeuten, dies stellvertretend für die Betroffenen tun zu wollen. Lösungen für innere Zwiespältigkeiten scheinen auf der Hand zu liegen. Für den Berater gibt es eine große Versuchung, einen guten Rat zu geben, nach dem Muster: „Mach das so und so, dann geht es dir besser." Ein solches bestimmendes Vorgehen wäre als direktiv zu bezeichnen. Heraus kommt allerdings eine Lösung, die für andere naheliegend und plausibel erscheint, aber eben nicht die eigene Lösung des Betroffenen ist. Genau bei dieser Fragestellung setzt die „non-direktive" Behandlung an. Nach Rogers gibt es in jedem Menschen eine Tendenz in Richtung Wachstum und Gesundheit. Es ist die Aufgabe des Psychotherapeuten, „non-direktiv", d.h. unvoreingenommen, eine solche Gesprächsatmosphäre herzustellen, daß der Betroffene angstfrei seine eigenen Möglichkeiten und Grenzen bzw. neue Lösungswege erkunden kann.

Vorgehen

Für eine angstfreie Selbsterkundung machen Gesprächspsychotherapeuten Vorgaben:

Empathie, d.h. einfühlendes Verstehen

Der Therapeut versucht gemeinsam mit dem Patienten bzw. Klienten hinter scheinbaren Sachaussagen „verschlüsselte" gefühlsmäßige Botschaften aufzuspüren. Beispielsweise werden am Anfang eines psychotherapeutischen Prozesses häufig von dem Betroffenen scheinbar unpersönliche Sachaussagen getroffen wie „Man macht das doch nicht". Am Ende dieses Suchprozesses steht dann vielleicht ein Satz wie „Ich habe Angst, mich in dieser Situation eindeutig zu verhalten, einen anderen in seinen Wünschen an mich zu enttäuschen, weil ich fürchte, daß sich dieser Mensch von mir abwendet". Auf die beschriebene Art und Weise gelingt es im besten Fall in der Gesprächspsychotherapie, die gefühlsmäßigen Hintergründe des „sachbezogenen" Handelns zu klären. Unbewußte, gefühlsbesetzte Anteile der Verhaltensmotivation des Patienten werden diesem so deutlicher. Im psychotherapeutischen Prozeß gelingt es dem Patienten zunehmend, sein Fühlen und Denken differenzierter sowohl hinsichtlich der eigenen Person als auch seiner Umwelt wahrzunehmen und damit auch, differenzierter und flexibler zu reagieren.

Akzeptanz

Eine weitere grundlegende Verhaltensweise („Basisvariable") in effizienter Psychotherapie und Beratung ist es, den Patienten/Klienten in all seinen Zwiespältigkeiten ein Gefühl des Angenommenseins (der „Akzeptanz") zu geben. Dazu gehört auf Seiten des Therapeuten ein hohes Maß an Offenheit, Zugewandtheit und Verständnisbereitschaft. Nicht der Therapeut ist derjenige, der „weiß, wo es langgeht", sondern der Betroffene ist immer noch der Mensch, der sich selbst am besten kennt. Die Rolle des Behandlers ist vergleichbar der eines Katalysators in der Chemie. Nur bei einer akzeptierenden Grundhaltung kann der Patient angstfrei mit sich selbst in den Dialog treten, eigene „gute" und „böse" Motive erkunden, Zwiespältigkeiten ausloten und sich auch unangenehmen Gefühlen und bittern Wahrheiten stellen. Aufgabe des Therapeuten ist es in der Einzel- oder Gruppenpsychotherapie, eine Atmosphäre grundsätzlich positiver Wertschätzung und emotionaler Wärme zu erzeugen.

Selbstkongruenz und Echtheit

Sie stellen schließlich die dritte der genannten grundlegenden Verhaltensweisen des Gesprächspsychotherapeuten dar. Der angstfreie Raum, in dem der Patient seinen inneren Zwiespältigkeiten und die Widersprüchlichkeiten seiner Gefühle erkunden kann, muß natürlich auch vom Therapeuten in der Therapiesituation vorgelebt werden. Der Therapeut ist aufgefordert, dem Patienten bzw. Klienten in hohem Maße einheitlich, „echt" gegenüber zu treten. In einem Prozeß des Lernens am Modell wird der Patient im besten Fall am Bild des Therapeuten sehen, wie dieser auch mit sehr zwiespältigen Emotionen angemessen umgehen kann. Die Aufgabe des Therapeuten ist es, die Gefühle des Betroffenen möglichst deutlich herauszuarbeiten und eindeutig in Worte zu fassen (zu „verbalisieren").

Im Grunde ist der Therapeut gemeinsam mit dem Patienten ein Suchender. Am Anfang des Behandlungsprozesses sind vielleicht nur Schemen erkennbar, wie Gestalten im Nebel. Nach und nach kann der Patient im Nebel aus Ängsten, Enttäuschungen und Zweifeln immer besser bestimmte Konturen ausmachen, bis er schließlich ein klares Bild gewinnt von den oft dumpfen Emotionen, die lange Zeit sein Handeln überschatteten, von Ängsten und Zwiespältigkeiten, denen er sich noch in der Therapie immer angstfreier nähern kann.

Möglichkeiten und Grenzen

Die Gesprächspsychotherapie ist seit ihrer ersten Formulierung durch Rogers in den 40er Jahren vielfach weiterentwickelt worden. Sie ist, wie viele andere psychotherapeutische Schulen auch, kein völlig einheitliches Verfahren mit einer festen standardisierten Methodik. Gleichwohl gehört sie zu den Psychotherapierichtungen, die mittlerweile wissenschaftlich am besten untersucht und hinsichtlich ihrer positiven Effekte belegt sind. Ein wichtiger Einwand geht dahin, daß Gesprächspsychotherapie zwar Einsichten des Patienten über sich selbst fördere, dies aber nicht unbedingt mit sich bringe, daß sich die Betroffenen dann anders verhielten und neue Verhaltensweisen entwickelten. Auf den Punkt gebracht könnte man formulieren, daß am Ende einer Gesprächspsychotherapie der Patient sich zwar besser versteht, aber verhält wie bisher. Dies würde bedeuten, daß psychische bzw. psychosomatische Beschwerden unverändert bestehen blieben. Deshalb wurde von verschiedenen Seiten eine Erweiterung der Gesprächspsychotherapie erarbeitet. Non-Direktivität dürfe nicht bedeuten, daß der Therapeut als „Person außen" vor bleibe, letztlich ist es auch Ausdruck von Echtheit und Engagement, wenn der Behandler sich selbst als Person einbringt. Eine geeignete Intervention stellt die sog. „Ich-Botschaft" dar. Gemeint ist damit, daß der Therapeut nicht etwa allgemein-verbindliche Regeln formuliert oder moralische Urteile fällt, etwa nach dem Muster „Als Ihr Arzt und erfahrener Therapeut sage ich Ihnen jetzt, wie Sie sich zu verhalten haben", sondern indem er die eigene Meinung als persönlich und damit auch relativ kenntlich macht.

Moderne Gesprächstherapie versucht aus der gestattenden und akzeptierenden Grundhaltung überzuleiten in zielorientiertes Problemlöse-Handeln beim Betroffenen. Der Therapeut verstärkt den Selbsterkundungsprozeß des Patienten durch analysierende und synthetisierende Fragen, erarbeitet mit diesem Lösungsansätze zu verändernden inneren Bewertungen, einer neuen Sicht eigener Probleme und effizienteren Verhaltensweisen.

Die Grundvariablen gesprächspsychotherapeutischen Verhaltens, des einfühlenden Verstehens und des offenen, non-direktiven Umgangs mit den Patienten sind heute unter Psychotherapeuten unterschiedlicher Schulen breit akzeptiert. Sie dienen gleichsam als Fundament einer tragfähigen und in vielerlei Hinsicht offenen Beziehung zum Patienten.

Empfehlungen zur Patienteninformation
U. Trenckmann   B. Bandelow
Psychiatrie und Psychotherapie
© Steinkopff Verlag, Darmstadt 1999

Für Ihre Notizen

Interpersonelle Psychotherapie

Seite 133–136

Ansatz

Speziell für die psychotherapeutische Behandlung von Depressionen wurde die interpersonelle Psychotherapie (ITP) zu Beginn der 70er Jahre in den Vereinigten Staaten von M. Weissman und G. Klerman entwickelt. Die IPT ist als Psychotherapieverfahren schulenübergreifend, d.h. Elemente aus unterschiedlichen seelischen Behandlungsverfahren, wie der Psychoanalyse, der Verhaltens- oder den kognitiven Therapien, werden kombiniert. Dabei orientiert sich die IPT an einem medizinischen Krankheitsmodell. Der depressive Mensch wird als jemand begriffen, der in bestimmten spezifischen Streßsituationen gefährdet ist, mit Verstimmungszuständen und Schwermut zu reagieren. Bestimmte Strukturen im Gehirn derartig gefährdeter Menschen weisen eine angeborene oder erworbene erhöhte Störbarkeit auf. Grundgedanke der IPT ist nun die Erkenntnis, daß belastende Lebensereignisse einen mitbedingenden Einfluß auf die Auslösung depressiver Episoden haben. Oft sind die Depressionsauslöser oder die das Gemütsleiden verstärkenden seelischen oder zwischenmenschlichen (interpersonellen) Konflikte für Betroffene nicht erkennbar. Es scheint so, als wäre die depressive Erkrankung „aus heiterem Himmel gekommen" oder Depressive führen Klage bzw. Grübeln fortgesetzt über bestimmte Themen, die sie zwar selbst für den Auslöser oder die Ursache der Krankheit halten, was aber weder von den Angehörigen noch von dem Arzt so gesehen wird. Insofern steht am Anfang jeglicher interpersoneller Psychotherapie die Erarbeitung der tatsächlich relevanten Konfliktsituation. Häufig handelt es sich bei Depressiven um Themen wie Verlust, Versagen und Kränkung.

In Gesundheit wie Krankheit lösen depressive Gefährdete bzw. depressive Menschen in ihrem zwischenmenschlichen Umfeld Rollenkonflikte aus. Beispielsweise kann Depressivität zu überfürsorglich einengendem Verhalten der Angehörigen führen oder auch zu Unverständnis und Ablehnung. Dem eingedenk begreift die IPT eine depressive Episode nicht nur als das innerseelische Problem eines einzelnen Menschen, sondern auch als mit Schwierigkeiten verbunden im interpersonellen Umfeld des depressiv Erkrankten.

Durchführung

Die interpersonelle Psychotherapie ist ein Kurzzeitverfahren. In der Regel ist von ca. 20 Therapiesitzungen auszugehen. Interpersonelle Psychotherapie ist in ihrer Zielsetzung begrenzt. Nicht alles und jedes in Lebensgeschichte, Umfeld und Persönlichkeit des depressiven Menschen wird therapeutisch bearbeitet. Nur der jeweils aktuell wirksame Konflikt ist Thema in der Therapie. Im Zentrum der Behandlung (ihrem Fokus, daher auch Fokaltherapie) stehen:
- depressionsauslösende/-verstärkende Konflikte aus der Sicht des Patienten;
- angemessene bzw. unangemessene Verhaltensweisen der wichtigsten Bezugspersonen des depressiv Erkrankten, auch Einbeziehung von Partnern, Familie und Berufskollegen;
- schließlich auch das aktuelle Beziehungsgeschehen zwischen Patienten und Therapeuten.

Der Psychotherapeut hat in der IPT eine aktive, unterstützende Rolle. Er entlastet den Patienten, indem er ein Bild der Depression als psychische Krankheit vermittelt (Nicht-Können statt Nicht-Wollen). Dadurch werden der Patient, aber auch seine Angehörigen von Schuldgefühlen und Vorwürfen entlastet, das Feld für ein wechselseitiges Verständnis bereitet. Diese Form der Depressionsbehandlung ist eingebettet in eine fördernde aufbauende partnerschaftliche Kommunikation zwischen Arzt und Patient, wobei immer wieder dem depressiv Erkrankten die Schwere der depressiven Störung vermittelt wird, was dann auch ermöglicht, daß der depressive Mensch die eigene Erkrankung überhaupt erst einmal annehmen kann.

Die ITP besteht in der Regel aus drei Abschnitten: Am Anfang der Behandlung steht die Vermittlung eines medizinischen Krankheitsmodells der Depression. Dem Betroffenen (und seinen Angehörigen) wird erläutert, daß Depression Krankheit ist, nicht etwa ein „Sich-Hängenlassen" oder „schlechter Willen". Vielmehr sind der seelische Antrieb, gefühlsmäßige Ansprechbarkeit, allgemeines Befinden und eine Vielzahl anderer seelischer Funktionen an intakt funktionierenden Strukturen im Gehirn (genauer dem limbisch-dienzephalen System im Zwischen- und Mittelhirn) gebunden. Aus einem meist komplizierten Zusammenwirken von Anlagefaktoren, sozialen und lebensgeschichtlichen Streßfaktoren (schädlicher Einfluß von Streßhormonen auf wichtige Botenstoffe in diesen Gehirnregionen) und provoziert durch aktuelle (Überforderungs-)Situationen kann es zu Störungen von Gehirnfunktionen kommen, die sich dann in Depressivität äußern.

Allein die Vermittlung eines medizinischen Krankheitsmodells bedeutet oft in der IPT eine Entlastung für den Depressiven und seine Angehörigen. Niemand ist Schuld an der Krankheit.

Im weiteren Verlauf der IPT werden zwischenmenschliche Beziehungskonstellationen in der aktuellen Lebenssituation des Patienten herausgearbeitet.

Häufig handelt es sich um folgende Problembereiche:
- Trauer;
- interpersonelle Konflikte und Auseinandersetzungen (Partner, Kinder, Kollegen);
- Rollenwechsel und Übergänge (Wohnortwechsel, Arbeitsplatzwechsel, Berentung, Auszug der Kinder);
- interpersonelle Defizite, worunter z. B. die Einsamkeitsproblematik verbunden mit sozialer Isolation zu verstehen ist.

Wie bereits erwähnt, ist die IPT ein Kurzzeitverfahren. Deshalb wird nicht alles und jedes zum Thema der Behandlung gemacht. Vielmehr einigen sich Patient und Therapeut auf einen oder zwei Behandlungsschwerpunkte. Zur Verdeutlichung, was für die folgenden Behandlungsstunden Hauptthema ist, kann unter Umständen ein sog. „Therapievertrag" geschlossen werden. In Schriftform wird in wenigen Sätzen in für den Patienten verständlicher Sprache zusammengefaßt, worum es gehen soll. Beispielsweise könnten bei jemandem immer wieder depressive Phasen dadurch provoziert werden, daß er ein Mensch mit sehr hohem Leistungsanspruch an sich selbst ist, von sich selbst erwartet, alles prompt und „110%ig" korrekt zu erledigen. Einem solchen Anspruch kann man fast zwangsläufig nicht genügen. Es wäre beispielsweise deshalb im Behandlungsvertrag festzuhalten, daß Therapeut und Patient gemeinsam erkunden, worin Sinn und Unsinn derartig hoher Leistungsansprüche bestehen. Umgekehrt gilt es, gemeinsam auszuloten, was es für den Betreffenden bedeutet, einmal etwas auch nur halb zu erledigen oder warum er so schlecht um Hilfe und Unterstützung bitten kann. Schließlich kann es ein abschließender Punkt in der Behandlungsvereinbarung sein, gegen Ende der Therapie auszuprobieren, etwas nicht prompt zu erledigen, Verantwortung abzugeben oder auch Angehörige um Hilfe zu bitten.

Im nachfolgenden einzel- oder gruppentherapeutischen Sitzungen der IPT geht es darum, den aufgeworfenen Fragekatalog der Behandlungsvereinbarung gemeinsam durchzuarbeiten. Da es um vergleichsweise schnelle Lösungen geht, ist der Therapeut aktiv unterstützend, beispielsweise indem er selbst Problemlösungsvorschläge macht.

In den letzten Therapiestunden sind häufig Themen wie Angst und Trauer von zentraler Bedeutung. Die Angst ist häufig eine Realangst, wieder depressiv zu erkranken. Es geht in der Bearbeitung folglich darum, dem Patienten aufzuzeigen, über welche Möglichkeiten er verfügt, das Rückfallrisiko in die Depression zu minimieren.

Auch die bevorstehende Beendigung der Therapie kann den Patienten ängstigen. Der Patient verliert die intensive Unterstützung durch den Behandler. Die Trauer wird als reales Problem anerkannt auch schon dadurch, daß sie und die Hintergründe benannt werden. Auf diese Weise verliert sich häufig ein Teil der Sorgen und der Lähmungsgefühle. Zudem kann gemeinsam mit dem Therapeuten wiederum überlegt werden, welche Ressourcen es im Umfeld des Patienten gibt, sich im Bedarfsfall Hilfe und Unterstützung zu holen.

Die interpersonelle Psychotherapie versteht sich keinesfalls als Gegensatz zu einer medikamentösen Depressionsbehandlung. Vielmehr sieht sie sich selbst als zweites Standbein zu deren Ergänzung an.

Aufgrund der vielversprechenden Erfahrungen mit IPT wurden bereits mehrere Modifikationen des Vorgehens entwickelt. Es gibt spezielle Formen für ältere Patienten (IPT-Late-Life), für Paare oder auch für depressive Verstimmungszustände (Dysthymie). Eine wichtige Modifikation ist die IPT als Gruppenbehandlung sowie die IPT-M (IPT-maintenance) als Ansatz zur Rückfallvorbeugung in der ambulanten Behandlung über einen Zeitraum von bis zu drei Jahren, z. B. nach einer schweren stationär behandelten Episode.

Für Ihre Notizen

Psychoanalyse (tiefenpsychologisch orientierte Psychotherapie)

Ansatz

Die von Freud begründete Psychoanalyse ist die allgemein am besten bekannte Psychotherapierichtung. Der Ansatz gründet auf der Vorstellung, daß Menschen in ihrem Verhalten und Handeln sowohl bewußten als auch unbewußten Bestrebungen und Motiven unterliegen.

In den für Psychoanalytiker sehr entscheidenden ersten Lebensjahren eines Menschen werden nach Freud im Prozeß der Erziehung die triebhaften Strukturanteile mehr und mehr überlagert durch moralisch-ethische Vorstellungen und Erziehungsmaximen der Eltern. Statt nach dem Lustprinzip richtet sich menschliches Verhalten und Handeln mehr und mehr im Dienste des Realitätsprinzips aus. Bewußtes Erleben, Denken und Handeln, kurzum das Ich eines Menschen, stellt nach den Auffassungen der Psychoanalyse einen Kompromiß dar zwischen verinnerlichten Normen und Werten (dem Über-Ich), den ganz eigenen Seiten meiner Person (dem Selbst) und vorbewußten oder gänzlich unbewußten triebhaften Strukturen (dem Es).

Dieser Kompromiß kann allerdings auch mißlingen. Besonders in den ersten Entwicklungsjahren eines Menschen werden möglicherweise Weichen falsch gestellt. Dabei läßt die Psychoanalyse im Einzelfall durchaus offen, ob Erziehungs- oder Anlagefaktoren die entscheidende Rolle spielen. Gemeinsamer Nenner für gestörte psychische Entwicklungen sind Disharmonien im Zusammenwirken von Über-Ich, Ich und Es, insbesondere „fehlgeleitete" Abwehrmechanismen des Ichs gegenüber unliebsamen Triebtendenzen. Ohne ein geeignetes Ventil stauen sich Wünsche und Bestrebungen auf, erzeugen in dem betroffenen Menschen Unlustgefühle, Unzufriedenheit, Angst und Anspannungen. Dabei unterscheiden Experten unterschiedliche Abwehrmechanismen des Ichs gegenüber den triebhaften Seiten der eigenen Person: Verdrängung (affektbelasteter Konflikt wird vom Bewußtsein ferngehalten), Ungeschehen machen (stete Wiederholung eines Zwangszeremoniells), Isolierung (der seelische Konflikt ist bewußt, hat aber im Erleben des Erkrankten nichts mit seinen Beschwerden zu tun), Regression (Konfliktvermeidung durch Rückgriff auf frühkindliche Verhaltensweisen), Identifizierung (eigentlich besser „Über-Identifizierung" mit starken „Autoritäts"-Personen zum Überdecken eigener Schwächen), Projektion (eigene „negative" Gefühle und „aggressive" Phantasien werden in den anderen „hineingeheimnißt"), Verschiebung (konflikthafte Beziehungen zu Personen werden symbolisch auf einem Organ „abgeladen"), Verkehrung der Triebe in das Gegenteil, Gegenbesetzung (ein „negatives" Gefühl wie Haß einer bestimmten Person gegenüber wandelt sich in ein „Übermaß" an Liebe, die erdrückt) und Übertragung (mit einer Triebregung einhergehende Vorstellungen werden von einem Menschen auf einen anderen, von einer Situation auf eine andere „übertragen").

In Maßen sind die beschriebenen Kunstgriffe der Seele zur Abwehr von Unliebsamem („neurotischen Mechanismen" in der Sprache der Psychoanalyse) normal. Letztlich stabilisieren sie das Ich. Ein Schüler, der das eigene Versagen im Examen in seine Prüfer „projiziert", entlastet z. B. erst einmal sich mit der Verantwortung für das eigene Scheitern in der Prüfung und belastet seinen Lehrer als unfairen Prüfer. Krankheitswert haben die geschilderten neurotischen Mechanismen dann, wenn sie die Freiheit menschlichen Handelns einengen und zu psychischen oder psychosomatischen Leiden führen.

Detaillierte Vorstellungen zur Entstehung, aber auch zur Behandlung hat die Psychoanalyse entwickelt für
- Angststörungen wie Phobien,
- Zwangserkrankungen,
- sexuelle Dysfunktion,
- psychosomatische Erkrankungen,
- Hysterie bzw. hysterische Persönlichkeitsstörung,
- narzißtische Persönlichkeitsstörungen, insbesondere auch die Borderline-Persönlichkeit (siehe S. 89).

Kindheit fortzuschreiben in ihre heutige Position in der Erwachsenenwelt. Es resultiert möglicherweise soziale Angst und Unsicherheit gegenüber tatsächlichen oder vermeintlichen Autoritätspersonen. Indem der tiefenpsychologisch ableitende Therapeut diese unzweckmäßige „Übertragung" früherer, u. U. frühkindlicher Erfahrungen analysiert, verdeutlicht, ergibt sich für den Patienten die Chance zu einer Neubewertung seines Erlebens: „Es mag sein, daß ich gegenüber meinem tyrannischen Vater als Kind hilflos, ausgeliefert und ängstlich war. Meinem Chef als Autoritätsperson trete ich aber heute als Erwachsener gegenüber..."

Vorgehen und Methode

Psychoanalytisch bzw. tiefenpsychologisch orientiert wird heutzutage sowohl einzel- als auch gruppenpsychotherapeutisch gearbeitet. Wesentlicher „gemeinsamer" Nenner unterschiedlicher Weiterentwicklung des Freud-Ansatzes ist es, dem Patienten Raum zu geben für „freies Assoziieren", das heißt, möglichst spontane und unzensierte Äußerungen dazuzugeben, was ihm alles zu einem bestimmten, vom Patienten benannten Thema in den Sinn kommt. Der Therapeut als Person bleibt vor allen Dingen in den Initialphasen der Behandlung erst einmal außen vor. Er verhält sich „abstinent". Er versteht sich eher als eine Art von Resonanzboden mit einem Verstärker dafür, daß der Patient den Prozeß des freien Assoziierens früherer Situationen erinnert, die in irgendeiner Weise etwas mit seinem heutigen Erleben, den derzeitigen Beschwerden zu tun haben. Über die gedankliche und vor allen Dingen affektive Wiederholung belastender, u. U. auch weit in die Kindheit zurückreichende Ereignisse, kommen Patienten im besten Falle zu neuen Bewertungen, können möglicherweise alte, „eingeklemmte" Affekte ausagieren. Der Psychoanalytiker bietet ggf. Deutungen für aufkommende Widerstände an und analysiert sog. Übertragungs- und Gegenübertragungsprozesse. Damit ist gemeint, daß Menschen unbewußt dazu neigen, Früheres auf Heutiges zu übertragen, beispielsweise erdrückende väterliche Autorität in der

? Welche Möglichkeiten und Grenzen gibt es?

Von ihrer Begründung an ist die Psychoanalyse ein ebenso viel diskutiertes wie umstrittenes psychotherapeutisches Behandlungsverfahren. Viele Grundannahmen sind spekulativ und einer wissenschaftlichen Überprüfung schwer oder überhaupt nicht zugänglich. Auch läßt sich das Vorgehen von Psychoanalytikern im Behandlungsprozeß schwer standardisieren. Somit stehen vielfach Wirksamkeitsuntersuchungen aus. Im Einzelfall ist es aber für die Betroffenen oft evident, daß sie in der psychoanalytischen Behandlung Hilfe erfahren haben. Ein anderer wesentlicher Kritikpunkt war der hohe Zeitaufwand für psychoanalytische Behandlung. Mittlerweile gibt es für die verschiedensten psychischen Störungsbilder analytische Kurzpsychotherapien. Bei Sozialleistungsträgern wie Krankenkassen zählt die Psychoanalyse in der Regel zu den anerkannten und damit erstattungsfähigen Verfahren („Richtlinienverfahren" nach dem Psychotherapeutengesetz). In der ambulanten Therapie ist bei zeitaufwendigen und langfristig orientierten analytisch bzw. tiefenpsychologisch orientierten Psychotherapien nach einigen Probesitzungen ein Antrag bei der jeweils zuständigen Krankenkasse auf Kostenübernahme zu stellen.

Auf Seiten des Patienten bedarf es einiger Voraussetzungen für den Einsatz psychoanalytischer oder tiefenpsychologisch fundierter Psychotherapie:

Empfehlungen zur Patienteninformation
U. Trenckmann   B. Bandelow
Psychiatrie und Psychotherapie
© Steinkopff Verlag, Darmstadt 1999

- Es bedarf eines Mindestmaßes an Bereitschaft, sich den Zwiespältigkeiten der eigenen Person und des eigenen Verhaltens zu stellen.
- Im Verlauf des Behandlungsprozesses spielen Introspektion, Kooperativität und Veränderungsbereitschaft eine förderliche Rolle.
- Eine sehr starke Konzentrierung auf psychosomatische Symptome, deren psychische (Mit-)bedingtheit völlig vom Patienten abgewehrt wird, kann psychoanalytisch oder tiefenpsychologisch fundierte Psychotherapie unmöglich machen.

Eine sehr starke Ausprägung der psychischen Störung oder des psychosomatisch beeinträchtigten Befindens kann es erforderlich machen, anfänglich medikamentös zu behandeln. Setzt die Wirkung von Antidepressiva und Anxiolytika ein und ist der Patient hinreichend gebessert, kann als zweiter Behandlungsschritt die Psychotherapie folgen. Medikamentöse Therapie und Psychotherapie schließen einander nicht aus.

Empfehlungen zur Patienteninformation
U. Trenckmann   B. Bandelow
Psychiatrie und Psychotherapie
© Steinkopff Verlag, Darmstadt 1999

Für Ihre Notizen

Neurolinguistisches Programmieren

Ansatz

Eine der philosophischen Grundannahmen des NLP (neurolinguistisches Programmieren) ist dem Konstruktivismus entlehnt: Wir haben keinen unmittelbaren Kontakt zur Welt der Menschen und Dinge um uns herum; vielmehr machen wir uns mit unseren Sinnesorganen, unserem Erleben, unseren Vorerfahrungen, unserem Fühlen und Denken ein Bild von ihr. Dies muß aber keineswegs identisch mit der „Wirklichkeit" sein. Veränderungen können wir auf zweierlei Art und Weise erreichen: Indem wir uns verändern, d.h., unser Bild von der Welt korrigieren oder die „Realität" beeinflussen. In dieser Erkenntnis von John Grinder und Richard Bandler aus den 70er Jahren unseres Jahrhunderts steckt eine der produktivsten Möglichkeiten des NLP. Als Methode kontrollierter Wahrnehmung bietet neurolinguistisches Programmieren eine Fülle von Techniken, die trainiert und zur Verbesserung der Kommunikation mit sich selbst und anderen eingesetzt werden können. In den Händen entsprechend geschulter Therapeuten kann NLP bei der Kurzzeittherapie bestimmter psychischer und psychosomatischer Störungen sinnvoll sein.

Vorgehen

Nach dem Ansatz von Grinder und Bandler, erweitert durch Winiarski, O'Connor und Seymour, führen verzerrte Wahrnehmungen eines Patienten zur Deformation seiner Gefühle, in seinem Denken und seiner Willensbildung. Indikator dafür ist eine deformierte Sprache, die im Sinne eines Teufelskreises wiederum verzerrte Botschaften zur Folge hat. Zu solchen Deformierungen der Sprache einige Beispiele: Zu den gebräuchlichsten Fehlern in unserer Alltagssprache gehören ungenaue Vergleiche ohne Bezugsgröße: „Ich bin zu schwach" (im Vergleich zu wem?), oder „Meine Eltern wollen nur das Beste für mich" (in bezug worauf?). Auch Verallgemeinerungen weisen auf einen selbstgelegten Fallstrick hin: „Man kann sich doch nicht einfach über alle Regeln hinwegsetzen" (wer ist man?, was sind alle Regeln?) oder „Es gibt keine Liebe mehr" (wer liebt nicht mehr?).

Mit derartig „defekter" Sprache täuschen sich Menschen mit psychischen und psychosomatischen Störungen. Sie glauben, daß es sich bei ihnen und ihrer Lebenssituation um unabänderliche Gegebenheiten handelt. Dabei haben sich doch „nur" persönliche Erfahrungen zu einer bestimmten Betrachtungsweise der Dinge verfestigt und Verhaltensmuster festgefahren. Der Teufelskreis besteht nun darin, daß aus „falschen" Annahmen („bei mir klappt eh nie etwas") „falsches" Verhalten („…ich brauch gar nicht erst anzufangen…") resultiert. Der Kreis schließt sich („Es ist wieder nicht gelaufen. Es hat alles keinen Zweck").

Methode

Neurolinguistisch geschulte Therapeuten konzentrieren sich auf die Sprache, aber auch nonverbale Kommunikation (Körperhaltung, Mimik, Bewegungsabläufe, Muster der Augenbewegungen). Der Patient wird auf seine Defizite auf den unterschiedlichsten Ebenen sinnlich-psychischer Selbst-

Empfehlungen zur Patienteninformation
U. Trenckmann   B. Bandelow
Psychiatrie und Psychotherapie
© Steinkopff Verlag, Darmstadt 1999

wahrnehmung angesprochen. Scheinbar festgeformte innere Schablonen werden so in Frage gestellt und neue konstruktive Ansätze erarbeitet. Dabei besagt eine Grundregel des NLP (ähnlich der Auffassung vom sekundären Krankheitsgewinn in der Psychoanalyse), daß jedes noch so problematische menschliche Verhalten zumindest irgendwann einmal sinnvoll war und in irgendeiner Weise für den Betroffenen notwendig gewesen ist. So kann es in der Kindheit wichtig gewesen sein, sich sehr weit zurückzunehmen, gleichsam unsichtbar zu machen, um nicht ein Opfer von Gewalt in der zerrütteten Elternehe zu werden. Später kann dies aber gleichsam zum Selbstläufer geworden sein und zu Ängstlichkeit, Schüchternheit und Selbstunsicherheit führen. Früher einmal Sinnvolles kann heute sinnlos sein.

Grenzen

Das NLP arbeitet wie manch andere Psychotherapiemethode auch mit spekulativen Annahmen, die mit wissenschaftlichen Methoden schwierig oder gar nicht zu überprüfen sind. Dies zum Beispiel, wenn im Rahmen des therapeutischen Prozesses gefordert wird, daß der Patient mit seinen „inneren Energiequellen" in einen „lebendigen, produktiven Kontakt" tritt. Insofern ist das NLP auch keine etablierte psychotherapeutische Methode. In aller Regel findet deshalb keine Kostenerstattung einer Behandlung durch die Sozialleistungsträger, in der Regel die Krankenkassen, statt.

Angehörigengruppe, Partnerberatung und Familientherapie

Seite 143–146

Ansatz

Psychische Störungen und psychiatrische Erkrankungen betreffen nicht nur den Patienten selbst. Immer, wenn auch in unterschiedlichem Ausmaß, sind Angehörige belastet, Partner vor Fragen gestellt, wie sie sich verhalten sollen, und der Arzt ist mit Fragen konfrontiert, wie Angehörige dem Betroffenen helfen können, was zu tun und was zu lassen ist. Im Grunde ist dies bei körperlichen Erkrankungen zwar ähnlich, aber die Auswirkungen von seelischen Störungen und psychiatrischen Erkrankungen auf die nächsten Bezugspersonen sind in aller Regel oft größer.

Typische Fragen, die sich Angehörige selbst oder dem Arzt stellen, sind:

☐ Sind die geklagten Beschwerden und die mit der psychiatrischen Erkrankung verbundenen (Fehl-)Verhaltensweisen wirklich krankheitsbedingt, sind sie nicht persönliche Eigenart, Ausdruck einer Nachlässigkeit oder gar bösen Willens?
☐ Kann der Betroffene nicht sich selbst helfen, sich zusammenreißen oder sich nicht so schlimm gehen lassen?
☐ Muß ich das Verhalten, wenn es denn wirklich Ausdruck von Krankheit ist, einfach so hinnehmen? Wie verhalte ich mich, wenn beispielsweise ein Mensch mit Depressionen nicht endend klagt, hoffnungslos ist und mit seiner Verzweiflung auch mich langsam verzweifeln läßt?
☐ Welche Möglichkeiten zur Behandlung gibt es? Wird sich der Zustand noch einmal bessern?
☐ Habe ich etwas falsch gemacht, bin ich Schuld an der Erkrankung? Ist in der Erziehung etwas schiefgelaufen?
☐ Nimmt die Erkrankung einen langwierigen Verlauf, stellt sich die Frage: Wie lange kann ich es aushalten? Was muß ich hinnehmen? Wo finde ich Hilfen?

Angehörigengruppen

Einige psychische Störungen haben die Tendenz, chronisch zu verlaufen. Beispielsweise können der Alkoholismus eines Partners oder die Schizophrenie eines jungen erwachsenen Kindes ein unter Umständen lebenslanges Problem für die nächsten Angehörigen sein. Aus dieser Situation, über Monate und Jahre Sorge zu tragen für einen psychisch Kranken in der Familie, haben sich Angehörige in Gruppen zusammengefunden. Diese gibt es zum einen als sog. Selbsthilfegruppen. Hier treffen sich betroffene Angehörige miteinander, tauschen Sorgen und Nöte aus, geben Tips weiter, wo und wie welche Hilfen und Unterstützung organisiert werden können. Man kann sich im Kreise gleichermaßen Betroffener vieles von der Seele reden und auch Verständnis und Unterstützung erfahren. Angehörigengruppen gibt es aber auch expertengeleitet, d.h. in einem solchen Fall vermitteln Ärzte, Psychologen oder Sozialarbeiter Wissen über die Erkrankung (Psychoedukation), über Behandlungs- und Hilfsmöglichkeiten, z.B. auch sozialrechtlicher Art. Vermittelt durch Experten kommen Angehörige miteinander ins Gespräch, so daß es sich oft auch ergibt, daß aus ursprünglich expertengeleiteten Gruppen dann selbstorganisierte

Angehörigengruppen entstehen. In verschiedenen Regionen und Städten kann man, bezogen auf die jeweiligen psychischen Erkrankungsbilder, Angehörigengruppen über die örtliche Presse, Gesundheitsämter, psychiatrische Kliniken oder Ärzte in Erfahrung bringen.

Partnerberatung

Partner sind als nächste Bezugspersonen eines psychiatrisch Erkrankten oft sehr unsicher, wie sie sich angemessen verhalten sollen. Als Grundprinzip, als Verhaltensmaxime, gilt das Prinzip der „Normalität". Gemeint ist damit, daß anders als im Volksmund verbreitet („Verrückten soll man nicht widersprechen") es in der Regel durchaus angemessen ist, „normale" Bedürfnisse weiter zu äußern oder auch bestimmte, krankheitsbedingt verzerrte Sichtweisen des Partners ebensowenig zu teilen wie störendes Verhalten einfach hinzunehmen. Im besten Falle verstehen es Angehörige, dem Betroffenen zu signalisieren, daß sie trotz der psychischen Erkrankung weiter zu ihm stehen, aber daß dies nicht heißt, alle krankheitsbedingt verzerrten Sichtweisen zu übernehmen und beispielsweise Fehlverhaltensweisen, wie z. B. zwanghafte Reinigungsrituale oder übertriebene Kontrollhandlungen eines zwangskranken Menschen mitzumachen. Von Partnern ist sehr viel Geduld gefordert, aber auch Standfestigkeit. Wichtig ist, wie immer, die Information, daß es die Krankheit ist, die beispielsweise den Depressiven veranlaßt, alles pessimistisch zu beurteilen, sich zurückzuziehen, endlos zu grübeln. Keinesfalls ist es ein „böser Wille" oder „Schikane". Dieses Wissen um das Krankhafte der Beschwerden und der damit verbundenen (Fehl-)Verhaltensweisen bedeutet oft schon eine wichtige Entlastung. Themen in der Partnerberatung sind aber auch wechselseitige Schuldgefühle und (Selbst-)Vorwürfe. In aller Regel ist an einer psychischen Störung niemand Schuld. Weder der Kranke muß sich vorwerfen, krank zu sein, noch der Partner, daß er die Störung durch dieses oder jenes herbeigeführt habe. Allerdings gibt es Verhaltensweisen, wie man stützend und unterstützend auf den Genesungsverlauf Einfluß nehmen kann. Beispielsweise in Phasen schwerster Depression sollten Angehörige den Betroffenen möglichst umfassend entlasten. Bessert sich die Depression, ist ein behutsam aktivierendes Verhalten der Angehörigen zur Unterstützung des Heilungsprozesses angezeigt.

Ein Patentrezept für alle psychischen Erkrankungen zum richtigen Verhalten für Angehörige gibt es nicht. Es bedarf des sorgsam klärenden und erklärenden Gesprächskontaktes zum behandelnden Arzt. Umgekehrt kann man in der schwierigen Situation, mit einem psychisch Kranken zusammen zu leben, auch manches falsch machen. Auch hier hilft die Partnerberatung durch den Arzt. Beispielsweise sind Partner eines Suchtkranken immer wieder im Zwiespalt, inwieweit sie ihrem tatsächlich oder vermeintlich abstinenten Partner trauen können, wo sie kontrollieren müssen oder ggf. auch durch ein Zuviel an Kontrolle Ärger und Streit provozieren. Die Partnerberatung hat den Vorteil, daß solche Probleme „auf den Tisch" kommen. Die in möglichst entspannter und offener Atmosphäre gestellten Fragen geben oft schon die halbe Lösung vor, allein dadurch, daß sie ausgesprochen werden.

Ehepaar- und Familientherapie

Anders als in der Beratung von Partnern oder Familien geht es hierbei um Einflußnahme von Psychotherapeuten auf das „System Familie".

Grundvoraussetzung für eine Familientherapie ist erst einmal, daß dies die Familie auch will. Alle Beteiligten müssen mit einem Therapeuten und meist auch einem weiteren zweiten Behandler, dem sog. Ko-Therapeuten, regelmäßig zusammenkommen. In einer möglichst offenen Atmosphäre können alle Familienmitglieder schildern, wie sie sich aus ihrer jeweiligen Sicht zu einem bestimmten Problem stellen, welche ausgesprochene oder unausgesprochene Familienregel es gibt, mit dieser oder jener Schwierigkeit umzugehen. Der Sinn oder Unsinn solcher Regeln wird vom Therapeuten hinterfragt, wobei einzelne Familienmitglieder die Chance erhalten, gleichsam auf „neutralem" Boden des Behandlungsraumes, ihre Sicht der Dinge für alle Beteiligten offen zu machen. Allein dadurch, daß alle zusammenkommen, nichts „hinter dem

Rücken als stille Post" läuft, gibt es schon manchen „Aha-Effekt". Aktiv geleitet durch Familientherapeuten kann das „System Familie" neu einreguliert werden, beispielsweise indem aus dem Kreis der Familie oder aktiv durch den Therapeuten neue Verhaltensweisen vorgeschlagen und auch (verbindlich) vereinbart werden. Bei den jeweils nachfolgenden Therapiesitzungen wird überprüft, inwieweit neue Regeln eingehalten und sich ggf. bewährt haben. Wie bei jeder Psychotherapie braucht auch die Familientherapie Zeit. Nichts geht gegen den Willen der Beteiligten. Voraussetzung ist eine gewisse grundlegende Bereitschaft, sich auf den familientherapeutischen Behandlungsprozeß einzulassen und Veränderungen zu probieren.

Für Ihre Notizen

Andere nichtmedikamentöse Behandlungsformen

Wachtherapie
– Schlafentzug bei Depressionen

? Wann wird sie angewendet?

Viele Menschen mit Gemütsleiden (Depressionen) klagen über Schlafstörungen. Gleichzeitig gibt es aber auch die Beobachtung, daß Schlafentzug, d.h. das Durchwachen der Nacht bzw. der 2. Nachthälfte, einen positiven, stimmungsaufhellenden Effekt am nachfolgenden Tage hat. Diese verbesserte Stimmung und der normalisierte seelische Antrieb halten allerdings oft nicht lange an. Bereits kurze „Nickerchen" (Naps) während des Tages oder der sich anschließende Nachtschlaf in der nachfolgenden Nacht können die positiven Effekte des Schlafentzuges zunichte machen.

Immerhin fast 60% aller Patienten mit verschiedenartigen depressiven Störungen sprechen auf die Wachtherapie an. Der positive Effekt kann auf verschiedene Weise stabilisiert werden:
- durch Schlafphasen-Vorverlagerung,
- durch Kombination mit Lichttherapie (siehe S. 151),
- durch Kombination mit medikamentöser antidepressiver Behandlung (siehe S. 111, 119).

? Wie sind die Wirkmechanismen?

Ein völlig schlüssiges Erklärungsmodell für die positiven Effekte von Schlafentzug bei Depressionen gibt es nicht. Vorausgeschickt werden muß allerdings, daß Schlaf nicht gleich Schlaf ist. Ein Mensch erfährt beim Schlafen verschiedene Stadien unterschiedlicher Schlaftiefe. Eine Schlafphase ist durch besonders lebhafte elektrophysiologische Aktivitäten und Bewegung des Augapfels hinter den im Schlaf geschlossenen Lidern gekennzeichnet. Man nennt diese Schlafphase REM-Schlaf (rapid eye movement). Ein Erklärungsansatz geht davon aus, daß REM-Schlaf in der 2. Nachthälfte gehäuft auftritt. Die Verringerung von REM-Schlafphasen beeinflußt verschiedene Transmitter (Botenstoffe) im Gehirn, beispielsweise das cholinerge System, dem wiederum einen depressionsfördernder Effekt unterstellt wird.

Beim heutigen Kenntnisstand bleibt wohl nur die Feststellung, daß Depressionen auf komplizierte Weise mit gestörten biologischen Rhythmen, beispielsweise dem Wach-Schlaf-Rhythmus, zusammenhängen. Insofern bedingen depressive Zustände verändertes Schlafverhalten, aber eben auch einen veränderten Schlafrhythmus, eine veränderte Stimmung und einen veränderten seelischen Antrieb.

Durchführung

In der Regel stößt die Wachtherapie bei depressiv Erkrankten erst einmal auf erhebliche Vorbehalte und Bedenken. Es wird von den Betroffenen (zurecht) ins Feld geführt, daß mit der depressiven Verstimmung und dem schlechten allgemeinen Empfinden auch mehr oder minder ausgeprägte Ein- und Durchschlafstörungen einhergehen. Insofern ist es für die Betroffenen erstmal wenig plausibel, daß der durch die Depression ohnehin gestörte Schlaf nun aus Behandlungsgründen auch noch um die 2. Nachthälfte abgekürzt wird. Eine weitere Frage entsteht häufig auch, wie man sich denn wachhalten soll. In der Depression lahmt der seelische Antrieb, gibt es kaum noch persönliche Interessen. Insofern fällt es doppelt schwer, in der

2. Nachthälfte wachzubleiben und sich irgendwie zu beschäftigen.

Zur Beantwortung des ersten Fragekomplexes kann man nur auf die positiven Erfahrungen und die mittlerweile im ersten Ansatz aufgeklärten Wirkmechanismen verweisen. Das paradoxe dabei ist, daß Schlafentzug bei manchen Depressiven etwas Positives hinsichtlich Stimmung und seelischem Antrieb zu bewirken vermag. Dies aber nur, wenn die Betroffenen nicht am Folgetag der (halb-)durchwachten Nacht schlafen, um Versäumtes nachzuholen. Manchmal stellen sich die positiven Effekte eines Schlafentzuges nicht gleich nach dem ersten, sondern erst nach dem zweiten, dritten oder vierten Mal ein. Sollte eine solche Anzahl von (partiellen) Schlafentzugsbehandlungen aber ohne positive Effekte bleiben, d.h. keine Euphorisierung bzw. Stimmungsnormalisierung eintreten und sich die allgemeine Befindlichkeit auch nicht verbessern, dann kann man auf weitere Wachtherapien verzichten.

Unter ambulanten Bedingungen schaffen es aber nur vergleichsweise wenige Patienten wegen der beschriebenen Interessenverluste und Antriebsstörungen, sich die zweite Nachthälfte wachzuhalten. Manchmal werden sie aber auch unterstützt durch helfende Angehörige, die sich bereitfinden zu gemeinsamen Aktivitäten in dieser Zeit. Es bieten sich beispielsweise leichte Hausarbeiten an.

Einfacher ist es im Rahmen einer stationären Therapie. Nachtschwestern organisieren gemeinsam mit mehreren betroffenen Patienten, z.B. einer Depressionsstation, Aktivitäten. Außerdem hat dies häufig den positiven Nebeneffekt, daß die Beteiligten sich gegenseitig zum Durchhalten ermuntern.

Positive Effekte hinsichtlich des Befindens, der Stimmung und des Elans beschreiben immerhin fast 70% depressiv beeinträchtigter Menschen. Nur sind leider die Effekte oft nicht stabil. Insofern ist Wachtherapie meist eingebettet in einen umfassenden Behandlungsansatz der Depression.

Lichttherapie

Anwendungsbereich

Die Lichttherapie gilt als eine sehr alte, aber auch als eine moderne Behandlungsmethode für Depression. Aretaeus, ein Arzt der Antike, empfiehlt, daß Lethargiker ins Sonnenlicht gelegt werden sollen, weil Schwermut die Krankheit der Düsternis sei.

Lichttherapie führt bei Patienten mit Herbst-Winter-Depressionen (= saisonalabhängiger Depression, siehe S. 45) und bei Störungen des Schlaf-Wach-Rhythmus zu einer Normalisierung des seelischen Befindens. Insbesondere auch bei älteren Patienten verbessert sich der Nachtschlaf nach morgendlicher Lichttherapie. Die Betroffenen schliefen länger und tiefer, wurden seltener nächtens wach.

Die Erfahrungen vieler wissenschaftlicher Studien zeigen, daß bei den beiden genannten Anwendungsbereichen zwei Drittel der Betroffenen in ein bis zwei Wochen von einer Lichttherapie profitieren können. Es gibt Hinweise dafür, daß Lichttherapie auch bei anderen Depressionsformen antidepressiv wirkt, jedoch in geringerem Ausmaß.

Eine weitere Anwendung für Lichttherapie ist der Jetlag, das heißt, die Wach-Schlaf-Störung nach Interkontinentalflügen. Die Umstellung auf die jeweilige Ortszeit läßt sich besser bewerkstelligen, wenn man dem Körper durch ausgiebigen Aufenthalt im Sonnenschein signalisiert, sich auf die Tag-Nacht-Abfolge (sog. zirkadianer Rhythmus) des neuen Aufenthaltsortes umzustellen. Lichttherapie wirkt als eine Art Ausrufezeichen für den Organismus, sich dem veränderten Tag-Nacht-Rhythmus am jeweiligen Zielort der Reise anzupassen.

Durchführung

Nicht jede helle Lichtquelle ist für Lichttherapie geeignet. Es bedarf spezieller Leuchtstoffröhren, die eine Lichtintensität von 2500–10000 Lux abgeben. Aus Effizienz- und Sicherheitsgründen wird heute sog. weißes, fluoreszierendes Licht (Bright Light) verwendet. Es enthält keine problematischen UV-Strahlen (Hautkrebsrisiko). Ebenso enthält das Lichtspektrum keine nennenswerten Infrarotanteile (Risiko, den Grauen Star zu fördern). Je nach Gerätetyp, vor allen Dingen in Abhängigkeit von der Lichtstärke, betragen die täglichen Therapiesitzungen zwischen 40 bis 100 Minuten, wobei die Lichttherapie morgens oder abends angewendet werden sollte. Die Hinweise des jeweiligen Geräteherstellers, z.B. bezüglich des Abstandes von der Lichtquelle, sind zu beachten. Es ist nicht erforderlich, starr in die Lampe zu schauen, jedoch dürfen die Augen nicht geschlossen werden. Zum Zeitvertreib ist es beispielsweise möglich, zu lesen oder eine Handarbeit zu machen. Am häufigsten werden heute tragbare Tischgeräte verwendet; vereinzelt gibt es auch größere Lampen auf fahrbaren Gestellen, die vor allem in Arztpraxen und Kliniken in Gebrauch sind.

Wirkung und Behandlungsdauer

Die meisten Patienten mit Herbst-Winter-Depressionen beschreiben bereits nach drei bis vier Tagen eine Verbesserung des Befindens hinsichtlich ihrer Stimmung, ihres psychischen Antriebs und einer Normalisierung ihres Schlafverhaltens. Auch reduziert sich der für eine Herbst-Winter-Depression typische Kohlenhydrathunger, übersteigerter Appetit normalisiert sich. Aus der bisherigen Erfahrung sollte eine Lichttherapie mindestens auf zwei Wochen angesetzt werden. Bei gutem Ansprechen, aber raschem Wiederauftreten der Beschwerden kann die Lichttherapie wiederholt und dann ggf. über längere Zeit durchgeführt werden.

? Welche Nebenwirkungen treten auf?

Nebenwirkungen sind kaum bekannt. Sehr selten beschreiben Patienten einmal kurzdauernden Kopfschmerz, Übelkeit, Gereiztheit und Augenbrennen. Diese unerwünschten Wirkungen verschwinden jedoch binnen Stunden oder allenfalls wenigen Tagen. Gelegentlich kommt es unter dem Einfluß von Lichttherapie nicht nur zu einer Normalisierung der Stimmung, sondern kurzzeitig zu einer gewissen Übersteigerung des Antriebs, leicht gehobener Stimmung und Umtriebigkeit. Solche „hypomane" Phasen sind aber gleichfalls selten.

Vorsicht ist geboten bei Augenkrankheiten wie Grauem und Grünem Star (Katarakt/Glaukom) sowie krankhaften Veränderungen des Glaskörpers, des Sehnervs und des Augenhintergrundes. Bei diesen Krankheiten sollte vor der Lichttherapie der Augenarzt konsultiert werden. Ebenfalls Vorsicht ist geboten bei gleichzeitiger Einnahme von photosensibilisierenden Medikamenten.

? Wird die Therapie durch die Krankenkassen übernommen?

Trotz gesicherter Effizienz der Lichttherapie bei Herbst-Winter-Depression und Schlafstörungen, v.a. im Alter, gibt es noch keinen generellen Anspruch auf die Erstattung durch Sozialleistungsträger. Zur Zeit wird von jeder Krankenkasse nach Einzelfallprüfung individuell entschieden, ob und in welcher Höhe ein Teil der Kosten übernommen wird. Wir haben allerdings recht gute Erfahrungen gemacht, vor allen Dingen dann, wenn beim einzelnen Erkrankten das Ansprechen auf die Lichttherapie bereits unter den Bedingungen der Arztpraxis bzw. der Klinik positiv erprobt wurde.

Teil 3 RECHTLICHE UND SOZIALE FRAGEN

Rechtliche Fragen

Betreuung (früher Pflegschaft und Vormundschaft)

Seite 157–160

? Was sind die Voraussetzungen?

Psychische Krankheiten, körperlich-geistige oder seelische Behinderungen bedingen Hilfsbedürftigkeit der Betroffenen, wenn sie nicht (mehr) in der Lage sind, ihre Angelegenheiten ganz oder teilweise selbst zu besorgen. Wenn die Beeinträchtigungen infolge Erkrankung und Behinderung so schwerwiegend sind, daß Dritte stellvertretend für die betroffenen Menschen handeln müssen, so stellt sich die oft schmerzliche Frage nach der Einrichtung einer Betreuung. Dabei ist es unterschiedlich, wie die Betroffenen selbst ihre Einschränkungen und Hilfsbedürftigkeit sehen. Im besten Fall erkennen sie in einem oft mehr oder minder schmerzhaften Prozeß, daß sie bei der Besorgung dieser oder jener Angelegenheit Hilfe brauchen. Im ungünstigsten Fall ist es aber so, daß Angehörige sowohl die Einleitung der Betreuung beim zuständigen Vormundschaftsgericht veranlassen müssen als auch das oft schwierige und viel psychologisches Fingerspitzengefühl erfordernde Amt des Betreuers selbst ausüben müssen. Ein Betreuungsverfahren wird vom Vormundschaftsgericht nach Antrag des Betroffenen selbst, aber auch, falls dieser seine Beeinträchtigung nicht erkennt, ohne Antrag des Betroffenen, sondern durch Anregung Dritter, z.B. Familienangehöriger, Nachbarn, Ärzte und Behörden, von Amts wegen eingeleitet. Das Verfahren zur Errichtung einer Betreuung folgt den Richtlinien des Gesetzes über die Angelegenheiten der freiwilligen Gerichtsbarkeit (FGG).

Für die Anordnung einer Betreuung ist in erster Linie das Vormundschaftsgericht zuständig, in dessen Bezirk der Betroffene seinen ständigen Aufenthalt hat. In der Praxis ist es so, daß Angehörige oder der Betroffene selbst in der Vormundschaftsabteilung des zuständigen Amtsgerichts vorstellig werden sollten, um die mit Erkrankung und Behinderung verbundenen Probleme zu schildern. Hilfreich ist nach unserer Erfahrung auch ein kurzer Brief des Hausarztes, was aber nicht ersetzt, daß das Gericht ein ausführliches Sachverständigengutachten eines Psychiaters (oder eines zumindest in der Psychiatrie erfahrenen Arztes) über die Notwendigkeit, den Umfang und die Dauer der Betreuung einholt. Selbstverständlich ist auch, daß der Betroffene nach Möglichkeit vom Gericht angehört wird. Die örtliche Betreuungsbehörde wird verständigt und erhält Gelegenheit zur Stellungnahme.

? Wer ist als Betreuer geeignet – was sind seine Aufgaben?

Am häufigsten werden in Deutschland Betreuungen bei psychiatrischen Alterserkrankungen, wie der Alzheimer-Demenz und bei schweren geistigen Behinderungen, eingerichtet. Im erstgenannten Fall sind es oft die erwachsenen Kinder, die die Aufgaben von Betreuern für ihre alterserkrankten Eltern übernehmen. Im zweiten Fall, bei geistigen Behinderungen, sind es die Eltern, die in das Amt des Betreuers eintreten, wenn die in Folge frühkindlicher und anlagebedingter Schädigungen beeinträchtigten Kinder in das Erwachsenenalter eintreten. Immer wieder kommen Betreuer in gefühlsmäßig schwer belastende Situationen, müssen sie doch stellvertretend für den Betreuten und ggf. über seinen Kopf hinweg entscheiden. Im Einzelfall kann es so sein, daß die nächsten Angehörigen mit der Betreuung überfordert sind, beispielsweise weil sie seelisch mit den Vorwürfen und Vorhaltungen der Betreuten nicht fertig werden. Dann kann es gut und richtig sein, sich auf eine „neutrale" Person zu einigen oder eine solche festzulegen. Auch Betreute können jemanden vorschlagen.

Manchmal bleibt nur der Weg, einen „neutralen" Helfer (früher Amtsvormund) zu bestellen, der bei einer Beratungsbehörde oder einem Betreuungsverein arbeitet. Die Aufgaben des Betreuers werden durch das Vormundschaftsgericht genau definiert und kontrolliert. Typische Wirkungskreise sind beispielsweise die Bestimmung des Aufenthaltes, Fürsorge für eine Heilbehandlung, Abschluß eines Heimvertrages, Regelung finanzieller oder Wohnungsangelegenheiten. Eine Betreuung hindert den Betreuten jedoch nicht, seine Angelegenheiten auch eigenständig zu regeln. In „guten Zeiten" der Erkrankung kann und soll er dies durchaus tun. Liegt es aber in der Natur der psychischen Störung, daß es oft zu erheblichen Fehlhandlungen kommt, so kann das Gericht die persönliche Autonomie gleichsam aufheben, indem es einen sog. Einwilligungsvorbehalt (gem. § 1903 BGB) anordnet. Dann ist der Betreute für Handlungen, die unter den Einwilligungsvorbehalt fallen, in jedem Fall auf die Zustimmung des Betreuers angewiesen. Nach der neueren Rechtssprechung ist Voraussetzung für die Anordnung eines Einwilligungsvorbehalts die Aufhebung der „freien Willensbestimmung" in diesem Bereich (was wiederum Geschäftsfähigkeit im Sinne § 104 BGB bedeutet).

? Ist eine Zustimmung durch das Vormundschaftsgericht notwendig?

Bestimmte Fragen kann und soll der Betreuer nach dem Willen des Gesetzgebers nicht allein entscheiden bzw. er muß dafür auch nicht allein die Verantwortung tragen. Gesondert muß er die Zustimmung des Gerichtes bei Eingriffen in den Fernmelde- und Postverkehr (gem. § 1898 BGB) einholen, bei Kündigung eines Mietverhältnisses/Wohnungsauflösung (gem. § 1907 BGB) und bei ärztlichen, diagnostischen und therapeutischen Eingriffen, die ein größeres Risiko für den Betreuten mit sich bringen (gem. § 1904 BGB). Im letztgenannten Fall, wenn z.B. im Interesse des Betreuten wichtige diagnostische Untersuchungen oder gar operative Eingriffe erforderlich werden, die Erkrankten und Behinderten jedoch nicht selbst einwilligen können oder wollen, weil sie beispielsweise infolge psychotischer Verkennung den Ernst der Situation nicht erkennen, bedarf das Gericht eines ärztlichen Gutachtens, das die Notwendigkeit der ins Auge gefaßten Maßnahme begründet.

Ähnliches gilt bei sog. freiheitsentziehenden Maßnahmen (gem. § 1906 BGB). Mit diesem Begriff ist gemeint, daß in den Augen des Gesetzgebers jegliche Unterbringung eines psychisch Erkrankten oder geistig Behinderten auf einer geschlossenen Station oder in einem Heim mit verschlossener Tür einen Freiheitsentzug und damit einen gravierenden Einschnitt in bürgerliche Freiheitsrechte bedeutet. Freiheitsentzug im juristischen Verständnis ist aber auch schon, wenn beispielsweise ein altersverwirrter Mensch durch einen Sitzgurt in einem Pflegestuhl längere Zeit festgehalten wird (damit er nicht herausfällt) und/oder ein Bettgitter erforderlich ist, um bei häufiger nächtlicher Unruhe Stürze aus dem Bett zu vermeiden. All dies macht erforderlich, daß der Betreuer (in Verbindung mit einem ärztlichen Zeugnis) die entsprechende Genehmigung des Vormundschaftsgerichtes einholt.

? Wie eilig ist die Einrichtung einer Betreuung?

Im Falle der erheblichen und gegenwärtigen Gefahr, daß Erkrankte sich selbst töten oder verletzen oder in akuter psychischer Erregung andere angreifen, kann ohne Einrichtung einer Betreuung über ein ärztliches Zeugnis und unter Hinzuziehung der Ordnungsbehörde eine Zwangseinweisung in ein psychiatrisches Krankenhaus vorgenommen werden. In einem solchen Fall regelt aber nicht das Betreuungsrecht die Unterbringung, sondern das Psychischkranken-Hilfegesetz (siehe S. 161) der verschiedenen Bundesländer. Aber auch das Betreuungsrecht kennt Eilbedürftigkeit. Vormundschaftsgerichte können innerhalb weniger Tage einen vorläufigen Betreuer bestellen. In besonders eiligen Fällen kann das Gericht anstelle des Betreuers selbst notwendige Maßnahmen treffen, beispielsweise um einen altersverwirrten Menschen auf der geschlossenen Abteilung eines psychiatrischen Krankenhauses unterzubringen. Ist aus der Sicht des Arztes und der Angehörigen rasches Handeln erforderlich und eine Betreuung noch nicht eingerichtet, empfehlen wir folgendes Vorgehen:

- ☐ Die Angehörigen lassen sich einen Soforttermin beim Vormundschaftsgericht geben,
- ☐ sie schildern die Problemlage,
- ☐ sie weisen einen ersten kurzen Brief des Hausarztes vor zur Diagnose und zu den Auswirkungen der psychischen Krankheit auf (Fehl-)verhalten,
- ☐ sie regen an, welche Sofortmaßnahmen in den nächsten Tagen zu ergreifen wären.

Für Ihre Notizen

Psychischkranken-Hilfegesetze = PsychKG (Zwangseinweisung)

? Wann besteht die Notwendigkeit zur Zwangseinweisung?

Bei einer Vielzahl psychischer Störungen brauchen die Betroffenen eine adäquate psychiatrisch-psychotherapeutische Behandlung, ohne daß sie dessen einsichtig wären. Dies ist beispielsweise beim Alkoholkranken der Fall, der sich „auf Raten" zu Tode trinkt oder beim manisch enthemmten Menschen, der in krankhaft übersteigertem Antrieb und bei weitgehender Kritiklosigkeit gegenüber seinem Verhalten Unmengen von Geld ausgibt und somit sich und die Familie ruiniert.

Aber nicht in jedem Fall, in dem eine Behandlung vonnöten wäre, kann diese auch erzwungen werden. In einem Rechtsstaat gibt es nun einmal hohe Schwellen, in die Freiheitsrechte (des u. U. auch psychisch erkrankten) Individuums einzugreifen und gegen den erklärten Willen eines Menschen „über seinen Kopf hinweg" über ihn zu verfügen. Insofern ist es in den o. g. Beispielen nicht möglich, die Betroffenen gegen ihren erklärten Willen auf der Rechtsgrundlage sog. Psychischkranken-Hilfegesetze zu behandeln. Einzig eine akute und erhebliche Eigen- oder Fremdgefährdung stellt eine hinreichende Begründung für eine psychiatrische Zwangsunterbringung dar. In typischer Weise ist dies z. B. im Falle erheblicher Selbstmordgefährdung, deliranter Verworrenheit und akuter schizophrener Erregungszustände mit Gefahren für die Betroffenen selbst oder die Allgemeinheit der Fall.

? Worin bestehen die ärztlichen Pflichten und das praktische Vorgehen?

Der Arzt wird in aller Regel durch besorgte und verängstigte Angehörige und/oder Ordnungsbehörden zu einem psychisch Kranken gerufen, dessen Verhalten zur Sorge Anlaß gibt. Er muß versuchen, diesen Erkrankten zu untersuchen. Bestehen keine Zweifel an akuter Suizidalität (Selbstmordgefährdung), an erheblicher Aggressivität, beispielsweise weil der Erkrankte infolge einer Psychose die Umwelt als feindselig und bedrohlich erlebt und sich gegen die vermeintlichen Verfolger tätlich zur Wehr setzt, dann ist in einem ärztlichen Zeugnis die Unterbringungsnotwendigkeit zu begründen. Ein solches Zeugnis kann jeder Arzt (in manchen Bundesländern muß er allerdings in der Psychiatrie erfahren sein) unabhängig von seiner Facharztrichtung erstellen. Es muß die psychiatrische (Verdachts-)Diagnose enthalten und begründen, inwieweit eine akute und erhebliche gegenwärtige Gefahr besteht, daß der psychisch Erkrankte sich selbst oder Dritte stark gefährdet. In aller Regel gibt es für solche ärztlichen Zeugnisse entsprechende Vordrucke. Die Ordnungsbehörde (und ggf. die Polizei) führen die Unterbringung des Erkrankten in der geschlossenen Abteilung eines psychiatrischen Krankenhauses durch. Gestützt auf das ärztliche Zeugnis, veranlaßt die Ordnungsbehörde das Gericht, die Unterbringung zu beschließen oder (bei nicht hinreichend stichhaltigen Gründen) aufzuheben. Das Gesetz sieht vor, daß die Betroffenen möglichst rasch nach der Klinikunterbringung vom Richter anzuhören sind. Gegebenenfalls unter Hinzuziehung eines Anwaltes können sie Beschwerde gegen eine zwangsweise Unterbringung einlegen.

Empfehlungen zur Patienteninformation
U. Trenckmann   B. Bandelow
Psychiatrie und Psychotherapie
© Steinkopff Verlag, Darmstadt 1999

? Wie ist die Behandlung während der Unterbringung?

Die Regelung der „Zwangseinweisung" ist in Deutschland in unterschiedlichen Bundesländern verschieden. Insofern sind die Psychischkranken-Hilfsgesetze nicht völlig einheitlich. Besonders uneinheitlich sind sie mit Blick darauf, inwieweit mit der geschlossenen psychiatrischen Unterbringung in einem entsprechenden Krankenhaus auch eine Behandlung gegen den Willen des Patienten möglich ist. In der Regel ist dies allerdings bei den sog. Anlaßkrankheiten, d.h. den psychischen Störungen, der Fall. Wichtig ist, daß eine zwangsweise Unterbringung immer nur als kurzfristige Maßnahme zur akuten Gefahrenabwehr gedacht ist. Für Angehörige (und einweisende Ärzte) ist oft schwer verständlich, daß nach der dramatischen und für alle belastenden Unterbringung beispielsweise eines hoch erregten, „randalierenden" Alkoholkranken dieser schon nach wenigen Tagen wieder „draußen" ist. Es ist allerdings der Wille des Gesetzgebers, Zwangseinweisungen nur für den äußersten Notfall einzusetzen und ansonsten auf die (nicht immer erreichbare) Behandlungsbereitschaft des psychisch Kranken zu zählen. Eine Alternative, um längerfristig Unterbringung und Behandlung zu erzwingen, ist ggf. das Betreuungsgesetz (siehe S. 157).

Soziale Fragestellungen

Pflegeversicherung und psychische/geistige Behinderung

Seite 165–166

? Was ist das Problem?

Langjährig verlaufende chronische körperliche wie seelische Erkrankungen können Pflegebedürftigkeit mit sich bringen. Zur finanziellen Absicherung dieses Risikos für Betroffene und deren Familien wurde die Pflegeversicherung (SGB XI) geschaffen. Die finanziellen Leistungen der Pflegeversicherung kommen häuslicher, teilstationärer, kurzzeit- und stationärer Pflege abgestuft zugute. Bei den Leistungen der Pflegeversicherung wird zwischen Dienst-, Geld- und Sachleistungen für den Bedarf der Grundpflege und hauswirtschaftlichen Versorgung unterschieden.

? Welche Stufen der Pflegebedürftigkeit gibt es?

Das Pflegeversicherungsgesetz gliedert pflegebedürftige Personen nach drei Pflegestufen:
- Erheblich Pflegebedürftige (Pflegestufe I) sind Menschen, die bei Körperpflege, Ernährung und eigenständiger Beweglichkeit (Mobilität) bei mehreren Verrichtungen mindestens einmal täglich Hilfe brauchen und mehrfach in der Woche Unterstützung bei hauswirtschaftlicher Versorgung benötigen.
- Schwer pflegebedürftig (Pflegestufe II) sind Menschen, die entsprechende Unterstützung mindestens dreimal täglich zu verschiedenen Zeiten und in erheblichem Maße brauchen, was dann natürlich auch einschließt, daß der Haushalt bei diesen Menschen weitgehend geführt werden muß.
- Schwerst pflegebedürftig sind Personen, die zur Körperpflege, Ernährung und Mobilität Unterstützung „rund um die Uhr" brauchen.

Der Umfang der Pflegebedürftigkeit wird von den Medizinischen Diensten der Krankenkassen (MDK) bestimmt. Insofern stimmt der Satz, daß der MDK „der Schlüssel zum Pflegeversicherungsgesetz" sei. Die Entscheidung des MDK gründet sich auf relevante ärztliche Vorbefunde und besonders auch auf den Eindruck eines Hausbesuches. Letzterer ist zumindest für den Regelfall vorgeschrieben. Nach Vorankündigung wird ein pflegebedürftiger Mensch vom Arzt und einer Pflegefachkraft aufgesucht. Diese erheben die Pflegesituation und die pflegebegründende Krankheitsvorgeschichte. Arzt und Pflegefachkraft legen ihren Eindruck in einem Gutachten zur Feststellung der Pflegebedürftigkeit dar. Von zentraler Bedeutung für die Bestimmung der Pflegebedürftigkeit ist, wieweit sich ein psychisch oder geistig behinderter Mensch selber behelfen kann bei der Körperpflege, einschließlich des Gangs zur Toilette, bei Zubereitung und Aufnahme von Nahrung, beim selbständigen An- und Auskleiden und hinsichtlich der Beweglichkeit in der Wohnung bzw. beim Verlassen und Wiederaufsuchen des eigenen Zuhauses.

Besonderheiten bei psychischen Störungen

Obwohl das Pflegeversicherungsgesetz Personen mit psychischen und geistigen Einschränkungen keineswegs ausschließt, ist es jedoch in seinem Ansatz eindeutig auf körperlich eingeschränkte Menschen ausgerichtet. Insofern ergeben sich in der Praxis immer wieder gravierende Probleme. Bei psychiatrischen Störungen ist es häufig der Fall, daß die Betroffenen in „guten Zeiten" vieles eigenständig regeln können, was – oft kaum vorhersehbar – schon Minuten oder Stunden später nicht mehr geht. Angehörige sind dadurch zwar in einer Art von ständiger Bereitschaft, aber eben nicht, wie man bei enger Auslegung aus dem Pflegeversicherungsgesetz herauslesen könnte, mit kontinuierlichen Hilfeleistungen befaßt. Zudem ergibt sich bei Hausbesuchen oft die Problematik, daß Menschen mit geistigen Behinderungen stolz darauf sind, was sie alles alleine können und sich daher verständlicherweise von „ihrer besten Seite" zeigen. Ähnlich verhält es sich bei Demenzkranken. Menschen mit derartigen Störungen können oft erstaunlich lange ein guterhaltenes Erscheinungsbild zeigen und eigene Defizite im Gespräch „überspielen". Die Gutachter des Medizinischen Dienstes der Krankenkassen sind deshalb auch angehalten, „hinter die Fassade" zu schauen und ggf. einfache testpsychologische und objektivierende Methoden, wie den Mini-Mental-State, einzusetzen.

Ein weiteres Problem, auf das Angehörige und Betreuungspersonen den Medizinischen Dienst beim Hausbesuch aufmerksam machen sollten, sind mehr oder minder starke Schwankungen im Krankheitsverlauf. Viele Menschen, beispielsweise mit alterspsychiatrischen Erkrankungen, sind tagsüber und im vertrauten Wohnumfeld vergleichsweise gut orientiert oder durch Angehörige leicht führbar. Nachts oder außerhalb der Wohnung hingegen kommt es zu Unruhe und Verwirrtheit. Letztlich ergibt sich allerdings immer wieder das Problem, daß der Zeitbedarf für die konkreten Hilfestellungen bei Patienten mit psychischen Störungen schwer bestimmbar ist. Angehörige sind häufig mehr oder minder ständig in Bereitschaft, müssen aber nur im Bedarfsfall direkt eingreifen. Da der Ansatz des Pflegeversicherungsgesetzes eher von körperlicher Pflegebedürftigkeit ausgeht, wird in der Tendenz die Leistung von Angehörigen bei psychischer oder geistiger Behinderung eines Familienmitgliedes unterbewertet. Dies wird z. B. auch bei der Pflege eines Menschen mit sog. schizophrener Minussssymptomatik deutlich. Bei diesen ungünstigen Verlaufsformen der Schizophrenie sind die Betroffenen oft sehr passiv, verwahrlosungsgefährdet, unterliegen erheblichen Stimmungsschwankungen und vernachlässigen häufig die Körperhygiene oder Verrichtungen im Haushalt. Die Angehörigen müssen sie immer neu zu den entsprechenden Verrichtungen motivieren und anleiten; letztlich sind aber Menschen auch mit ausgeprägter schizophrener Minussymptomatik durchaus *in der Lage*, viele anfallenden Tätigkeiten zu verrichten. Gerade das führt zu nicht endenden Diskussionen mit den Pflegekassen.

Ausdrücklich sei aber vermerkt, daß das Pflegeversicherungsgesetz es keineswegs *ausschließt*, die Leistung pflegender Angehöriger bzw. von professionellen Pflegefachkräften für psychiatrisch Erkrankte finanziell zu entschädigen.

Eignung zum Führen von Kraftfahrzeugen (Verkehrstüchtigkeit)

? Welche Problematik entsteht?

Sowohl psychische Erkrankungen „an sich" als auch einige für die Behandlung dieser Erkrankungen erforderlichen Psychopharmaka bedingen psychische Einschränkungen, wie z. B. durch verlängerte Reaktionszeit oder durch Benommensein. Für das Vorgehen des Arztes bilden die §§ 12,15 StVZO bzw. die Begutachtungsrichtlinien „Krankheit und Kraftverkehr" des Gemeinsamen Beirats für Verkehrsmedizin beim Bundesverkehrsminister die gesetzliche Grundlage. Entsprechend diesen Begutachtungsrichtlinien erfolgt eine Aufteilung in Individualfahrzeuge, Führerscheinklassen 1, 3, 4 und 5 (Gruppe 1) einerseits und Groß-LKWs ab 7,5 t sowie die Personenbeförderung in Taxi und Bus (Gruppe 2) andererseits.

? Wie wirken sich Erkrankung und Behandlung auf die Verkehrstüchtigkeit aus?

Die nachfolgend nur kurz angerissenen wesentlichen psychiatrischen Störungsbilder bedingen schon allein durch ihr Vorliegen, daß die Erkrankten Fahrzeuge der Gruppe 2 entsprechend des oben Gesagten nicht führen können. Dies ist im Einzelfall sehr schmerzlich, wird oft als ungerecht erlebt, doch hat der Arzt, die Straßenverkehrsbehörde und das Gericht praktisch keinen Spielraum. Es gibt nun einmal eine Abwägung zwischen den Interessen der Betroffenen, die beispielsweise als Berufskraftfahrer ihren Lebensunterhalt verdienen, und den Interessen anderer (und unter Umständen durch verzögerte Reaktionsfähigkeit gefährdeter) Verkehrsteilnehmer. Die „Begutachtungsrichtlinien" regeln zweifelsfrei, daß das Fahren von Groß-LKWs bzw. Personenbeförderung durch psychisch Kranke sowie seelisch und geistig Behinderte nicht erfolgen darf.

Differenzierte Einzelfallabwägungen des Arztes sind aber möglich, wenn die Betroffenen nur zum persönlichen Gebrauch Motorrad, Auto oder kleinere Lastkraftwagen fahren wollen (Gruppe 1). Früher gab es starre Fristen bei einzelnen psychischen Störungen; diese sind heute weggefallen. Bei akuten, schweren affektiven Störungen (Manie/Depression) und schizophrenen Erkrankungen ist Verkehrstüchtigkeit nicht gegeben. Nach dem Abklingen der akuten Krankheitsepisode sind die Betroffenen aber vielfach wieder in der Lage, individuell am Straßenverkehr teilzunehmen. Es ist allerdings erforderlich, genau zu prüfen, inwieweit ggf. notwendige symptomsuppressive oder rückfallvorbeugende Medikamente (wie Neuroleptika und bestimmte Antidepressiva) durch ihren auch beruhigenden Effekt die Reaktionszeit verlängern. Allerdings ist eine medikamentöse Behandlung „an sich" kein Eignungshindernis. Im Einzelfall ist eine Langzeittherapie der psychischen Störung ggf. sogar notwendige Voraussetzung für die Bejahung der Verkehrstüchtigkeit.

Die Abhängigkeit von Alkohol und Drogen, aber auch eine Methadonsubstitution schließen in den Zeiten praktizierten Mißbrauchs bzw. Gebrauchs die Verkehrstüchtigkeit grundsätzlich aus. Nach erfolgreicher Entwöhnungsbehandlung ist in aller Regel von einer Wartezeit von einem Jahr mit dokumentierter Abstinenz auszugehen. In diesem Zeitraum sollten sich suchtgefährdete Menschen in regelmäßiger Behandlung (mit unregelmäßigen Laborkontrollen) befinden und regelmäßig an entsprechenden Selbsthilfegruppen teilnehmen.

Intellektuelle Minderbegabung (IQ < 70) und fortschreitende Demenzerkrankungen bedingen Verkehrsuntüchtigkeit für alle Fahrzeugklassen.

? Welche Aufklärungs- und Handlungspflichten hat der Arzt?

Ist der Arzt nicht Gutachter, sondern Behandler, so ist er u.U. hinsichtlich der Verkehrstüchtigkeit seines Patienten in einem Interessenkonflikt. Grundsätzlich steht er unter ärztlicher Schweigepflicht. Gleichzeitig ist er aber gehalten, den Patienten umfassend auch darüber aufzuklären (und dies in der Behandlungsdokumentation festzuhalten), daß die psychiatrische Störung und ggf. auch die medikamentöse Behandlung Beeinträchtigungen im Straßenverkehr mit sich bringen. Oft ist es möglich, auf freiwilliger Grundlage ein Übereinkommen zwischen Arzt und Patient zu erreichen, daß die Erkrankten in Zeiten der akuten psychischen Störung nicht selber ein Kraftfahrzeug führen. Gut ist es auch, über eine solche Absprache den oder die nächsten Angehörigen zu informieren bzw. diese mit einzubeziehen. Ist allerdings keine Einsicht gegeben, kann zur Abwehr schwerwiegender Gefahren im Einzelfall auch eine Meldung an die Straßenverkehrsbehörde erforderlich sein. Zu einem solchen Schritt wird sich aber ein Arzt nur als „allerletzte Maßnahme" entschließen.